浙派中医

浙派中医丛书
专题系列

丹溪学派

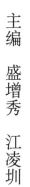

主编　盛增秀　江凌圳

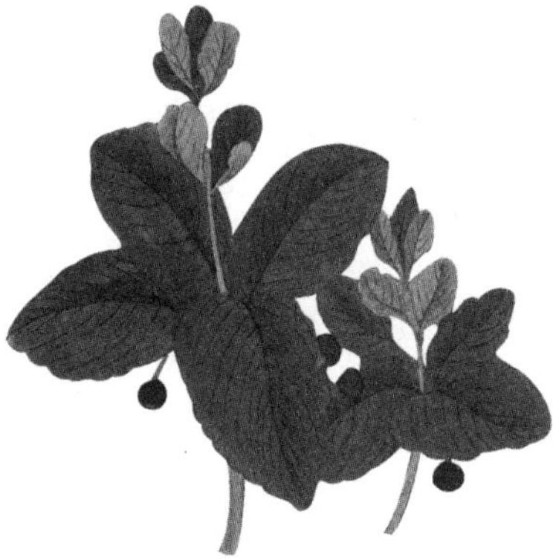

丹溪学派

全国百佳图书出版单位
中国中医药出版社
·北京·

图书在版编目（CIP）数据

丹溪学派 / 盛增秀，江凌圳主编 .—北京：中国中医药出版社，2022.9
（《浙派中医丛书》专题系列）
ISBN 978 – 7 – 5132 – 7700 – 6

Ⅰ.①丹…　Ⅱ.①盛…②江…　Ⅲ.①中医流派–浙江　Ⅳ.① R-092

中国版本图书馆 CIP 数据核字（2022）第 131534 号

中国中医药出版社出版
北京经济技术开发区科创十三街 31 号院二区 8 号楼
邮政编码　100176
传真　010-64405721
保定市西城胶印有限公司印刷
各地新华书店经销

开本 710×1000　1/16　印张 14　字数 197 千字
2022 年 9 月第 1 版　2022 年 9 月第 1 次印刷
书号　ISBN 978 – 7 – 5132 – 7700 – 6

定价　69.00 元
网址　www.cptcm.com

服务热线　010-64405510
购书热线　010-89535836
维权打假　010-64405753

微信服务号　zgzyycbs
微商城网址　https://kdt.im/LIdUGr
官方微博　http://e.weibo.com/cptcm
天猫旗舰店网址　https://zgzyycbs.tmall.com

如有印装质量问题请与本社出版部联系（010-64405510）

《浙派中医丛书》组织机构

指导委员会

主 任 委 员　王仁元　曹启峰　谢国建　朱　炜　肖鲁伟

范永升　柴可群

副主任委员　蔡利辉　曾晓飞　胡智明　黄飞华　王晓鸣

委　　　员　陈良敏　郑名友　程　林　赵桂芝　姜　洋

专 家 组

组　长　盛增秀　朱建平

副组长　肖鲁伟　范永升　连建伟　王晓鸣　刘时觉

成　员（以姓氏笔画为序）

王　英　朱德明　竹剑平　江凌圳　沈钦荣

陈永灿　郑　洪　胡　滨

项目办公室

办公室　浙江省中医药研究院中医文献信息研究所

主　任　江凌圳

副主任　庄爱文　李晓寅

《浙派中医丛书》编委会

总　序

浙江位居我国东南沿海，地灵人杰，人文荟萃，文化底蕴十分深厚，素有“文化之邦”的美誉。就拿中医中药来说，在其发展的历史长河中，历代名家辈出，著述琳琅满目，取得了极其辉煌的成就。

由于浙江省地域不同，中医传承脉络有异，从而形成了一批各具特色的医学流派，使中医学术呈现出百花齐放、百家争鸣的繁荣景象。其中丹溪学派、温补学派、钱塘医派、永嘉医派、绍派伤寒等最负盛名，影响遍及海内外。临床各科更是异彩纷呈，涌现出诸多颇具名望的专科流派，如宁波宋氏妇科和董氏儿科、湖州凌氏针灸、武康姚氏世医、桐乡陈木扇女科、萧山竹林寺女科、绍兴三六九伤科，等等，至今仍为当地百姓的健康保驾护航，厥功甚伟。

值得一提的是，古往今来，浙江省中医药界还出现了为数众多的知名品牌，如著名道地药材“浙八味”，名老药店“胡庆余堂”等，更是名驰遐迩，誉享全国。由是观之，这些宝贵的学术流派和中医药财富，很值得传承与弘扬。

有鉴于此，浙江省中医药学会为发扬光大浙江省中医药学术流派精华，凝练浙江中医药学术流派的区域特点和学术内涵，由对浙江中医药学术流派有深入研究的浙江中医药大学原校长范永升教授亲自领衔，凝心聚力，集思广益，最终打出了“浙派中医”这面能代表浙江省中医药特色、优势和成就的大旗。此举，得到了浙江省委省政府、浙江省卫生健康委员会和浙江省中医药管理局的热情鼓励和大力支持。

《中共浙江省委 浙江省人民政府 关于促进中医药传承创新发展的实施意见》提出要“打造‘浙派中医’文化品牌，实施‘浙派中医’传承创新工程，深入开展中医药文化推进行动计划。加强中医药传统文献研究，编撰‘浙派中医’系列丛书”。浙江省中医药学会先后在省内各地多次举办有关“浙派中医”的巡讲和培训等学术活动，气氛热烈，形势喜人。

浙江省中医药研究院中医文献信息研究所为贯彻习近平总书记关于中医药工作的重要论述精神和《中共浙江省委 浙江省人民政府 关于促进中医药传承创新发展的实施意见》，结合该所的专业特长，组织省内有关单位和人员，主动申报并承担了浙江省中医药科技计划“《浙派中医》系列研究丛书编撰工程”，省中医药管理局将其列入中医药现代化专项。在课题实施过程中，项目组人员不辞辛劳，在广搜文献、深入调研的基础上，按《浙派中医丛书》编写计划，分原著系列、专题系列、品牌系列三大板块，殚心竭力地进行编撰出版，我感到非常欣慰。

我生在浙江，长在浙江，在浙江从事中医药事业已经五十余年，虽然年近九秩，但是继承发扬中医药的初心不改。我十分感谢为编写《浙派中医丛书》付出辛勤劳作的同志们。专著的陆续出版，必将为我省医学史的研究增添浓重一笔；必将会对我省乃至全国中医药学术流派的传承和创新起到促进作用。我更期望我省中医人努力奋斗，砥砺前行，将“浙派中医”的整理研究工作做得更好，把这张“金名片”擦得更亮，为建设浙江中医药强省做出更大的贡献。

葛琳仪

写于辛丑年孟春

注：葛琳仪，国医大师、浙江中医学院原院长

前　言

“浙派中医”是浙江省中医学术流派的概称，是浙江省中医药学术的一张熠熠生辉的“金名片”。近年来，在上级主管部门的支持下，浙江省中医界正在开展规模宏大的浙派中医的传承和弘扬工作，根据浙江省卫生健康委员会、浙江省文化和旅游厅、浙江省中医药管理局印发的《浙江省中医药文化推进行动计划》（2019—2025 年）的通知精神，特别是主要任务中打造“浙派中医”文化品牌——编撰中医药文化丛书，梳理浙江中医药发展源流与脉络，整理医学文献古籍，出版浙江中医药文化、“浙派中医”历代文献精华、名医学术精华、流派世家研究精华、“浙产名药”博览等丛书，全面展现浙江中医药学术与文化成就。根据这一任务，2019 年浙江省中医药研究院中医文献信息研究所策划了《浙派中医丛书》（原著、专题、品牌系列）编撰工程，总体计划出书 60 种，得到浙江省中医药现代化专项的支持，立项（项目编号 2020ZX002）启动。

《浙派中医丛书》原著系列指对“浙派中医”历代文献精华，特别是重要的代表性古籍，按照中华中医药学会 2012 年版《中医古籍整理规范》进行整理研究，包括作者和成书考证、版本调研、原文标点、注释、校勘、学术思想研究等，形成传世、通行点校本，陆续出版，尤其是对从未整理过的善本、孤本进行影印出版，以期进一步整理研究；专题系列指对“浙派中医”的学派、医派、中医专科流派等进行系统介绍，深入挖掘其临床经验和学术思想，切实地做好文献为临床服务；品牌系列指将名医杨继洲、朱丹溪，名店胡庆余堂，名药“浙八味”等在浙江地域甚至国内外享有较高知名度的人、物进行整理研究编纂成书，突出文化内涵和打造文化品牌。

《浙派中医丛书》从2020年启动以来，得到了浙江省人民政府、浙江省卫生健康委员会、浙江省中医药管理局的大力支持，得到了浙江省内和国内对浙派中医有长期研究的文献整理研究人员的积极参与，涉及单位逾十家，作者上百位，大家有一个共同的心愿，就是要把“浙派中医”这张“金名片”擦得更亮，进一步提高浙江中医药大省在海内外的知名度和影响力。

2020年至今，我们经历了新冠肺炎疫情，版本调研多次受阻，线下会议多次受影响，专家意见反复碰撞，尽管任务艰巨，但我们始终满怀信心，在反复沟通中摸索，在不断摸索中积累，继原著系列第一辑刊印出版后，原著系列第二辑、专题系列、品牌系列也陆续交稿，使《浙派中医丛书》三个系列均有代表著作问世。

还需要说明的是，本丛书专题系列由于各学术流派内容和特色有所不同，品牌系列亦存在类似情况，本着实事求是的原则，各书的体例不强求统一，酌情而定。

科学有险阻，苦战能过关。只要我们艰苦奋斗，协作攻关，《浙派中医丛书》的编撰工程，一定能胜利完成，殷切期望读者多提宝贵意见和建议，使我们将这项功在当代，利在千秋的大事做得更强更好。

《浙派中医丛书》编委会

2022年4月

《丹溪学派》编委会

编写说明

“丹溪学派”是“浙派中医”第一大学派，流传最广、影响最大，又称“滋阴学派”“养阴学派”，在中国医学史上与刘完素“寒凉学派”、张从正“攻下学派”、李东垣“补土学派”齐名，是以“阳常有余，阴常不足”为主要学术思想，临床上重视湿热、相火致病，以气血痰郁四伤学说指导临床杂病治疗的一个医学流派，朱震亨（即朱丹溪）为该学派之创始人。

本书的编写，是我们在20世纪80年代就开始研究朱丹溪及“丹溪学派”，整理出版了《丹溪医集》、丹溪学派著作的单行本和《朱丹溪医药文化研究》等专著的基础上，进一步系统总结“丹溪学派”，深入挖掘和研究“丹溪学派”的核心思想和临床指导价值。

本书分概述和九个章节，其中第一章介绍学派创始人朱丹溪生平事迹及著作；第二章介绍学派形成背景及学术渊源；第三章总结学派创始人朱丹溪主要学术思想和诊治经验；第四章梳理学派主要传人包括嫡传弟子、再传弟子和私淑弟子以及传承脉络；第五章介绍学派代表著作的特色和学术价值；第六章阐释阳有余阴不足论、相火论、气血痰郁四伤理论、治未病论、湿热观、养老论等学派名论；第七章选评越鞠丸、大补阴丸、左金丸、二妙散、痛风方等丹溪名方；第八章选按丹溪医案；第九章探讨了学派对海外中医学发展的影响。编写力求选材精当，重点突出，研讨深刻和切合实用，尤其注重丹溪学派在理法方药上的创新之处，并结合编者的学习心得和临证体会，着力予以阐发，体现出继承中有发扬，整理中见提高。值得指出的是，上列各个章节内容，均基于丹溪著作提炼而来，因此前后文字难免有所交叉重复，否则说理不清，请读者见谅。

书中药物由于原书作者生活年代和地点各不相同，因此对于同一药物的称谓不甚统一，为保存古籍原貌，不便用现代规范的药名律齐，且古医籍中有些药物如虎骨、朱砂等已禁用或不用，临床应用时可灵活变通。

限于作者水平有限，书中错误和不足之处，敬请同道指正。

最后，感谢景岳堂对浙派中医的大力支持。

《丹溪学派》编委会

2022 年 6 月

目　录

概　述

丹溪学派，又称“滋阴学派”“养阴学派”，是指以“阳常有余，阴常不足”为主要学术思想，临床上重视湿热、相火致病观点，以气血痰郁四伤学说指导临床杂病治疗的一个医学流派，朱震亨为该学派之创始人。

朱震亨（1282—1358），字彦修，元代婺州义乌人，世居丹溪，学者尊之为“丹溪翁”，后世多以朱丹溪称。丹溪学派的形成，可以说是天时地利人和的结果。

首先，是丹溪所处的金元时期，受历史和当时社会环境的各种影响，学术界气氛活跃，出现了百家争鸣的局面，在中医史上产生了刘完素的“寒凉学派”，张从正的“攻下学派”，李东垣的“补土学派”，影响深远。其时《和剂局方》为朝廷制定和颁发，流传甚广，其处方用药偏于温燥，因此造成温燥伤阴、阴虚阳亢的弊端触目皆是，促使朱丹溪奋笔疾书，写下了《局方发挥》这部名著，对《和剂局方》的缺点进行了深刻批判，旨在进一步阐述“阳有余阴不足”论，为其滋阴降火的治疗法则铺路，从而促进了朱丹溪“滋阴学说”的产生，形成“养阴学派”。这四大医学流派的创始人，也就是众所周知的“金元四大家”。

其次，是当时程朱理学的盛行，为医学的发展提供了非常丰富的给养。丹溪本人系理学大家许谦的学生，又与巨儒宋濂交往甚深，他将理学的一些观点引入医学，形成了自己独特的学术思想，如理学“格物致知”理论催生了丹溪《格致余论》这部名著，丹溪之后，众弟子多出身世家大族，有诗书传家的文化传统，有良好的文化素养，且经历短暂的战乱之后，处于明代较为鼎盛的时期。弟子有赵良仁、戴原礼、王履、徐彦纯等，戴、赵两姓为诗礼世家，戴原礼、赵友同（赵良仁之子）官至太医院；王履“学究天人，文章冠世，极探医源，直穷奥妙”；徐彦纯、王宾等为“儒而兼医”者。因此，丹溪学派众多成员具有极高的文化素养。

第三，是丹溪学派著作多达数十种，其中《格致余论》《局方发挥》《本草衍义补遗》为丹溪亲撰，其他冠名“丹溪”的著作，如《丹溪心法》《丹溪药要》《丹溪手镜》《丹溪治法心要》《丹溪医按》《丹溪秘传方诀》《丹溪心法附余》《丹溪先生医书纂要》《丹溪治痘心法》等等，经考证后确与丹溪学术相关。再者丹溪弟子的其他相关著作如《推求师意》《医学正传》等，也作为丹溪学派的重要著作得到了后世的重视和流传。

以上这些，都为丹溪学说和丹溪学派的形成和发展提供了非常良好的条件。朱丹溪是金元四大家中最晚出的一家，所以其医学思想不仅与他自身良好的医理素养与丰富的临床经验有关，同时还吸取了金元其他三家所长，形成了自己独特的学派风格，并经过其弟子的代代相传而使其医学主张广为传播，并留下至今仍广泛用于临床的越鞠丸、大补阴丸、左金丸、二妙散、痛风方等传世名方，对后世医学发展起到了极大的促进作用。丹溪之学对日、韩医学也影响深远。

第一章　学派创始人朱丹溪生平事迹及著作

一、生平事迹

朱丹溪，生于元至元十八年十一月二十八日（公元 1282 年 1 月），名震亨，字彦修。元婺州义乌（今浙江金华义乌）赤岸镇人。因其出生地赤岸有溪名“丹溪”，学者遂尊之为“丹溪翁”，或“丹溪先生”。祖父环，字君玉，父元，字予初，均以孝闻。母戚氏，金华人。因元早卒，时子震亨、巽亨、蒙正皆幼，戚氏一人事老抚幼，“艰勤悲悴，事舅姑无怠容，遇诸子有恩而严”。为人乐善好施，遇族贫女外嫁，“必以货助”，窭家得子不能扶养多溺死，则晓以理，“俾勿溺，资以粟帛”，故“里中德夫人如慈母”（以上均引自宋濂《故朱夫人戚氏墓志铭》）。这种良好家风，对以后丹溪树立高尚的品德，有着深刻的影响。

朱丹溪“自幼好学，日记千言”（戴良《丹溪翁传》），“受资爽朗，读书即了大义”（宋濂《故丹溪先生朱公石表辞》，以下简称《石表辞》）。曾从卿先生治经，攻举子业，“为声律之赋，刻烛而成，长老咸器之”。生性豪侠“不肯出人下”（《石表辞》），既壮则悔之，叹：“丈夫所学不务闻道，而惟侠是尚，不亦惑乎？”（《石表辞》）。三十岁时，“因母之患脾疼，众工束手，由是有志于医”（《格致余论·序》）。又曾子患内伤，伯父的瞀闷病，叔父的鼻衄，弟弟的腿痛，妻子的积痰病，均一一死于庸医之手，使他“心胆摧裂，痛不可追”（《格致余论·序》)。三十六岁时,“折节师事”著名理学家许谦于东阳八华山。许为朱熹四传弟子,学识渊博,“授受分明,契证真切”(《石表辞》)。丹溪在这里接受宋元理学思想,学习非常认真,“每宵夹册,坐至四鼓,潜念默察,必欲见诸实践……理欲之关,诚伪之限,严辨确守,不以一毫苟且自恕”(《石表辞》)。几年后,丹溪学业大进,其曾在许谦的鼓励下,参加科举考试,以期跻身于仕途。而命途多舛,应举失败。一日,许谦对丹溪曰:“吾卧病久,非精于医者不能起之,子聪明异常人,其肯游艺于医乎?”老师的期望,坚定了他先前学医之心,他慨然应诺:“士苟精一艺,以推及物之仁,虽不仕于时,犹仕也。”“乃悉焚弃向所习举子业,一于医致力焉!”(《丹溪翁传》)时丹溪年已四十,复取《素问》读之,遂“朝夕钻研,阙其所可疑,通其所可通”(《格致余论·序》),极有获益。其时“医道隐晦”,盛行陈师文、裴宗元所定《太平惠民和剂局方》,时医“相率以为《局方》之学”。丹溪苦心研究,手抄一册,昼夜是习。既而悟:“操古方以治今病,其势不能以尽合。”(《丹溪翁传》)“起度量,立规矩,称权衡,必也《素》《难》诸经乎!”“然吾乡诸医,鲜克知之者。遂治装出游,求他师而叩之。”在“渡浙河,走吴中,出宛陵,抵南徐,达建业,皆无所遇”之后,重返武林(杭州)。闻人言郡中罗知悌,字子敬,世称太无先生,系金名医刘完素再传弟子,且旁通张从正、李东垣二家之说,医术甚高,有盛名,然为人倨傲,不轻易授业。丹溪登门拜谒,十往返不能通。他志益坚,日拱立其门,大风雨不易,终于感动了罗,“遽修容见之,一见如故交”(《石表辞》)。时丹溪年四十又四,且已有医名。遇罗后“遂北面再拜以谒,受其所教”。罗喜丹溪之诚笃,“即授以刘、张、李诸书,为之敷扬三家之旨,而一断于经”(《丹溪翁传》)。从元泰定二年(1325)秋至四年夏,仅一年余时间,尽得罗氏之学而归。

在医疗实践中,丹溪“每治疾,往往以意为之,巧发奇中,按之无有也。”(吴之器《朱聘君传》)引起了那些死守陈、裴之学医者的反对,他们始则大惊,继之嘲笑排斥他。丹溪不屑置辩,首先精心治愈了老师许谦多年不愈的风疾。又以自己扎实的理论和丰富的实践经验,使非议他的诸医，始“心服口誉，数年之间，声闻顿著”（《丹溪翁传》），“遍浙河东西以至吴中，罕不知有丹溪先生者”（《朱聘君传》）。

丹溪精湛的医术，高尚的医德，为广大病家所推崇和爱戴。“四方以疾迎候者无虚日，先生无不即往，虽雨雪载途，亦不为止。”他说：“疾者度刻如岁，而欲自逸耶？”“窭人求药，无不与，不求其偿，其困厄无告者，不待其招，注药往起之，虽百里之远弗惮也。”（《石表辞》）但某权贵“以微疾来召，危坐中庭，列三品仪卫于左右”，丹溪“脉已，不言而出”。其家人追询病状，丹溪说：“三月后当为鬼，犹有骄气耶！”后果三月而死。“其家神先生之医，载粟为酬，先生辞之。”丹溪凛然正气，真可谓富贵不淫，威武不屈。

丹溪为人“孤高如鹤”“清明坦夷，不事表襮，精神充满，接物和粹，人皆乐亲炙之”（《石表辞》），一生布衣蔬食，甘于淡泊。“敦尚俭朴，服御唯大布宽衣，仅取蔽体，藜羹糗饭，安之如八珍。”元至正十八年（1358）六月二十四日逝世，终年七十八岁。临死之际，独呼其子侄朱嗣氾嘱：“医学亦难矣，汝谨识之。”告诫他医学精深，不要轻易为人治病，误人生命。

当地人民为了缅怀这位“高风不磨，世远弥声，仰止者多”（明吴仲珠祭文）的一代名医，在赤岸修了“丹溪墓”，墓傍盖了“丹溪庙”，内塑丹溪像，以示纪念，称“丹溪文化园”，至今瞻仰者仍络绎不绝。

二、著作概况

朱丹溪一生学验俱丰，著述甚多。《石表辞》载：“先生所著书，有《宋论》一卷，《格致余论》若干卷，《局方发挥》若干卷，《伤寒论辨》若干卷，《外科精要发挥》若干卷，《本草衍义补遗》若干卷，《风水问答》若干卷，凡七种，微文奥义，多发前人之所未明。”《丹溪翁传》载：“（丹溪）著《格致余论》《局方发挥》《伤寒辨疑》《本草衍义补遗》《外科精要新论》诸书，学者多诵习而取则焉。”

丹溪殁后十余年间，署丹溪之名的医籍纷见迭现，如《菉竹堂书目》著录《丹溪医论》二卷、《朱氏传方》一卷,《述古堂书目》著录《丹溪随身略用经验良方》二卷、《丹溪集》二卷等。《中国医籍考》共载朱震亨书目十二种，包括《素问纠略》《本草衍义补遗》《丹溪本草》《丹溪脉诀》《丹溪脉法》《伤寒发挥》《局方发挥》《格致余论》《外科精要发挥》《产宝百问》《丹溪活幼心方》《治痘要法》。《中国医籍通考》列朱震亨的书目达三十五种，包括《素问纠略》《伤寒摘疑》《伤寒发挥》《脉诀指掌病式图说》《脉因证治》《丹溪脉诀》《丹溪脉法》《丹溪脉诀指掌》《本草衍义补遗》《丹溪本草》《罗太无先生口授三法》《丹溪秘传方诀》《格致余论》《格致余论抄》《丹溪医论》《(新刊)丹溪心法》《(重订)丹溪心法》《丹溪手镜》《活法机要》《丹溪治法语录》《局方发挥》《金匮钩玄》《平治会萃》《朱氏传方》《丹溪集》《丹溪随身略用经验良方》《怪痾单》《丹溪治法心要》《产宝百问》《产宝》《丹溪治幼心方》《治痘要法》《外科精要发挥》《丹溪医案》《丹溪全书》，等等。

以上著作，有的为丹溪自著，有的为其门人所撰，或其私淑者编纂，有的则伪托丹溪所作。由于年代久远，大多著作已散佚，其来龙去脉及真伪有待于进一步考证。现将丹溪本人所撰和门人、私淑者整理丹溪经验的存世著作，概述如下。

1.《格致余论》 朱丹溪撰，一卷。成书于元至正七年(1347)，是丹溪晚年见解甚深之作。自序云:“古人以医为吾儒格物致知一事，故目其篇曰：格致余论。”是书收医论41篇，倡导“阳有余阴不足”的著名论点，治疗上注重“滋阴降火”，摄生上强调保养“阴分”，对各种病症，也有独到的见解。故最能反映丹溪的学术思想，堪称丹溪学派的代表作。

2.《局方发挥》 朱丹溪撰，为评论《太平惠民和剂局方》而作。丹溪有鉴于《局方》对疾病的病因、病理很少论述，大多是以现成方药治疗各种病症，立法虽简而未能变通，处方用药偏于温燥，造成流弊。丹溪为了纠正这一弊端，故有《局方发挥》之作。全书凡一卷，以问答体例讨论了三十多个问题，力辟滥用温补燥热之非，同时阐述“滋阴降火”的学术见解。故本书也是丹溪学说中的一部重要著作。

3.《本草衍义补遗》 朱丹溪撰，凡一卷。是丹溪研究本草的代表著作。宋濂《石表辞》、戴良《丹溪翁传》均有记载。首见于《丹溪心法类集》，主要是对寇宗奭《本草衍义》的补遗和阐发。原收药物 153 种，经门人增订后又增入药物 43 种，并于原文下补入注文。是书对学习和研究药物有一定的参考价值。

4.《丹溪心法》 本书系朱丹溪弟子根据丹溪学术经验和平素所述纂辑而成，共五卷。首列医论六篇，然后分列内、外、妇、儿诸科病，每病首冠丹溪原论，次为戴原礼辨证，次列方剂、附录。《丹溪心法》最早为杨珣所辑，名曰《丹溪心法类集》，成书于明景泰（1450—1456）年间，刊刻于西安，后称之为“陕版”。至成化初年，王季瓛在此基础上，又增附方，重刊于西蜀，故又称之为“蜀版”。程充重新考证，于成化十七年（1481）刊刻于新安，称之为“徽版”。目前均以程充刊刻之《丹溪心法》为通行本。程氏在整理过程中参考丹溪曾孙朱贤家藏本，对陕本、蜀本中后世增入内容进行归纳。全书附录宋濂《石表辞》、戴良《丹溪翁传》，是研究丹溪生平的重要史料。

5.《丹溪秘传方诀》 元朱震亨传，明朱思贞录。书中有明成化十一年（1475）四明张应雕跋，称“彦修先生家藏书”。《丹溪秘传方诀》成化刻本佚失久矣，惟日本尚有江户初期庆长八年（1603）抄本存世，本书述证论治与《金匮钩玄》类似，但更简略。全书十卷，分 121 门，与《金匮钩玄》135 门类似，似未经校正的原本。

6.《金匮钩玄》 又称《丹溪先生金匮钩玄》，署元朱丹溪撰，明戴原礼补校。全书共三卷。集丹溪平素治疗经验，包括内、外、妇、儿、五官等各科疾病 135 种。卷一、卷二列杂证近百余条，有论有方，简明精要。卷三对妇人及小儿科疾病做了介绍。戴氏在整理过程中附入己见，书中“戴云”者，即戴氏所附。后被收入《薛氏医案》时改为《平治荟萃》。

7.《脉因证治》 原题朱丹溪撰，成书年代不详，全书分上下二卷，计内、外、妇等各种病证 70 篇，文字简洁。系后人采集《丹溪心法》《格致余论》等书的精要而成，故能反映丹溪的学术经验。

8.《丹溪手镜》 原题朱丹溪撰，明吴尚默订。成书年代不详，初刊于明天启元年（1621），全书凡三卷，共160篇。卷上主要依据《伤寒》《金匮》明辨类证；卷中除载《伤寒方论》和《伤寒药性》外，尚论杂证、耳鼻口咽等病症49篇；卷下以杂病、内外儿妇病为主，末以脏腑虚实为纲，示辨证论治以典范。

9.《丹溪治法心要》 题朱丹溪述，实系丹溪门人整理。明高叔宗校正重刻，刊于明嘉靖二十二年（1543），全书凡八卷，分述内、外、妇、儿各科病证154种，每种疾病，均详述其病因证治，内容比较全面。

10.《丹溪医按》 戴原礼整理。载治证三十八门，列案三百六十六则，三百多则医案中，转载于《名医类案》《续名医类案》《古今医案按》等医案专集者一百四十七则，《丹溪医按》提供了丹溪医疗实践的第一手资料，这是其首要的学术价值。保留原始医案的原貌，则是《丹溪医按》的特色。

11.《丹溪治痘心法》 题太医院永嘉侯弼公辅编校，全书内容共21条，首节录丹溪《格致余论·痘疹陈氏方论》，后载痘疮将出、初起、见红点等诸证的鉴别诊治方药，附案二则。条理清晰，内容详尽。虽出明人之手，但字字句句皆有出处，皆有来历，真实地表达了丹溪专病证治的学术，非常宝贵。

丹溪《外科精要发挥》虽然已佚，但其内容散在于《医学纲目》《玉机微义》等著作，作为丹溪外科临证经验，弥足珍贵。

第二章　学派形成背景及学术渊源

一、形成背景

丹溪学派创立与形成的背景，主要有以下四个方面。

（一）《和剂局方》的流弊对丹溪学派形成的影响

自宋代大观中期奉朝廷之命编辑《太平惠民和剂局方》（简称《局方》）以来，盛行两百余年，“官府守之以为法，医门传之以为业，病者恃之以立命，世人习之以成俗”（《局方发挥》），形成了一种不辨寒热虚实，只依《局方》索方治病的弊端。观《局方》所用方药，多为香燥之品，且常常嘱多服、久服、常服，香燥之品本易耗液，常用《局方》治疗，往往耗伤人体阴液，出现阴亏不足之象。丹溪在《格致余论》中明确指出：“人之一身，阴不足而阳有余，虽谆谆然见于《素问》，而诸老犹未表彰，是宜《局方》之盛行也。”就滥用《局方》的现状，丹溪在《局方发挥》中进行了深刻批判，指出：“病者一身，血气有浅深，体段有上下，脏腑有内外，时月有久近，形志有苦乐，资禀有厚薄，能毒有可否，标本有先后，年有老弱，治有五方，令有四时，某药治某病，某经用某药，孰为正治反治，孰为君臣佐使，合是数者，计较分毫，议方治疗，贵乎适中。今观《局方》，别无病源议论，止于各方条述证候，继以药石之分两，修制药饵之法度，而又勉其多服、常服、久服。殊不知一方通治诸病，似乎立法简便，广络原野，冀获一兔，宁免许学士之诮乎？”进一步彰显其“阳有余阴不足”的观点，为滋阴降火治疗法则的创立铺路。

（二）金元时期医学界百家争鸣学派纷呈对丹溪学派形成的影响

金元时期，均为少数民族执政统治，虽然社会环境变迁、动荡，但统治者多未以正统思想干涉，特别是金朝统治者采取了一系列政治、经济、文化优化政策，推贤荐能，鼓励创新，形成较活跃的学术气氛，中医学术出现百家争鸣的局面，激发刘完素、张子和、李东垣、朱丹溪等医家新思想、新理论产生，促进金元医学的繁荣。

朱丹溪所创的“滋阴学派”较刘河间“寒凉学派”、张子和“攻下学派”和李东垣“补土学派”晚出，所以在学术上不仅继承了《黄帝内经》“年四十而阴气自半也，起居衰矣”“人始生，先成精”“阴精所奉其人寿”等养阴精的观点，同时，他还吸取三家之长，特别是刘河间《素问玄机原病式·六气为病》所论“火热病机”，对其“相火论”的学术观点产生了重大影响。金元时期的其他医家也对丹溪学术观点的形成产生了影响：“因见河间、戴人、东垣、海藏诸书，始悟湿热相火为病甚多。”（《格致余论·序》）因此可见，朱丹溪是在继承前贤学术思想和诊治经验的基础上，结合了自己的实践经验，从而提出了新理论和新方法，形成了独特的“滋阴学说”。

（三）宋元理学对丹溪学派形成的影响

理学，后人或称之为“新儒学”，是我国宋代兴起的一种哲学思潮。它用思辨的形式，研究关于理、气、性、命等一系列哲学问题，用以论证和解释宇宙间万事万物，因而得名。理学的代表人物有周敦颐、张载、程颢、程颐，以及理学集大成者朱熹，即有名的“宋五子”。理学出现于宋代不是偶然的，陈寅恪先生说：“华夏民族之文化，历数千年之演进，造极于两宋之世。”（《邓广铭宋史职官志考证序》）理学标志着我国哲学史上一个重要的发展阶段，在跨越宋、元、明7个世纪的漫长时间里，取得了思想界的正统地位。

朱熹作为理学大师，是在广泛继承的基础上，遍求周、张、二程诸家的学说，做系统研究，融会贯通，而集其大成。全祖望说朱熹：“致广大，尽精微，综罗百代。”（《宋元学案·晦翁学案》）黄百家说：“其为学也，主敬以立其本，穷理以致其知，反躬以践其实。而博极群书，自经史著述而外，凡夫诸子、佛、老、天文、地理之学，无不涉猎而讲究也。其为间世之钜儒，复何言哉！”（引同上）

朱丹溪之所以成为理学家，有他的历史、地理背景和家学渊源。

丹溪出身于一个奕世蝉联的读书人家。南宋时，有东堂府君者，名良祐，以六经为教，儒学传家，他是丹溪的五世祖，其后代多以儒学闻名。

元时的金华地区，属浙东宣慰司婺州路。金华人何基奉父命从师于嫡传朱熹理学的黄干，故在金华地区，包括其属县义乌，自何基将朱熹理学教授乡里后，成为有名的理学之乡。何基（1188—1268），因居金华北山，人称北山先生，卒年八十一，谥文定，他是理学入金华的初祖。北山之传，源远流长。他亲传金华王柏（1197—1274），王柏，字会之，号鲁斋，卒年九十八，谥文宪。金履祥（1232—1303），兰溪人，事同郡王鲁斋，从登何北山之门。因后居仁山之下，学者称为仁山先生，卒谥文安。许谦（1270—1337），字益之，金华人，长正值宋亡家破，不仕，就学于金仁山，学者称白云先生，卒年六十八，谥文懿。《宋元学案》卷八十二为《北山四先生学案》，论列甚详。以上四人称“北山四先生”，后世习称“金华四先生”。明代章一阳著《金华四先生四书正学渊源》，萧阳复序曰：“诸儒之说，至晦庵始集其成。勉斋黄氏，亲受业于朱子之门。金华何文定先生，虽后朱子生，而口传心受，得之勉斋。自是而传之王文宪、金文安、许文懿，仅二百年间，四先生踵武相承……生于一郡，相继而兴，所谓文不在兹乎？”而四先生之一的许谦即朱丹溪的老师。

丹溪年轻时，习举子业，又尚侠任气，不肯出人下。在家庭和周围浓厚的理学氛围影响下，三十六岁那年，感到“丈夫所学，不务闻道，而唯侠是尚，不亦惑乎？”（《石表辞》）于是拜许谦为师，学习理学。他在理学的涵泳陶冶下，进步很快，日有所悟，如此数年后，学业大进。

丹溪素怀惠民之心，虽谓“不为良相，必为良医”，这原是历代读书人的理想，然而直接促使他学医的却是母亲和老师许谦的疾病。许谦久患痿证，对他说：“吾卧病久，非精于医者不能以起之。子聪明异常人，其肯游艺于医乎？”于是丹溪尽焚以往所习，一心致力于医。后师从当世名医罗知悌。理学、医学，遂两造其极。他是第一个把理学思想引入医学领域的医家，并取得了很大的成果。

（四）地区方域对丹溪学派形成的影响

朱丹溪生活在东南沿海地带，地处卑湿，气候温热，因此湿热致病甚多。其“六气之中，湿热为病，十居八九”的观点，以及治病重视祛除湿热，可以说与他生活的地域有很大关系。对于湿热为病，丹溪认为可涉及外感、内伤诸多病证，如《丹溪心法》中就认为痢的病因：“赤痢乃自小肠来，白痢乃自大肠来，皆湿热为本。”吞酸的病因为“湿热郁积于肝而出，伏于肺胃之间。”对黄疸的病因：“疸不用分其五，同是湿热。”赤白浊的病因：“浊主湿热，有痰、有虚。”还特别强调“痿证断不可作风治而用风药”，其发病关乎“湿热”。诸如此类，不一而足。丹溪对于湿热病的治疗，指出：“凡下焦有湿，草龙胆、防己为君，甘草、黄柏为佐。如下焦肿及痛者，是湿热，宜酒防己、草龙胆、黄芩、苍术。若肥人、气虚之人肿痛，宜二术、南星、滑石、茯苓。”对后世处方用药颇有启发。

二、学术渊源

（一）本诸《内经》，旁参河间、子和、东垣观点

鉴于当时世医论病处方，皆囿于《局方》，而对医学理论缺乏探讨，丹溪十分重视对医学经典的钻研，如对《内经》一书他曾说：“十岁时……取《素问》读之，三年似有所得”“至四十岁，复取而读之，顾以质钝，遂朝夕钻研，阙其所可疑，通其所可通”（《格致余论·序》）。

其认为《内经》词简而义深，但因“去古渐远，衍文错简，仍或有之”（引同上），他曾改正王冰在《内经》中句读之误文。这种悉心研究经旨，探本求源的学习精神，对他的临床实践起了重要的指导作用。

如前所述，金元时期由于历史和社会环境的影响，中医学术百家争鸣，刘完素（1120—1200），字守真，自号通玄学士，金代河间府（今河北河间县）人，故称“河间先生”。他提出了“五志过极皆为火”（《素问玄机原病式·火论》）及其后世为之总结的“六气皆从火化”的学术观点，奠定了“寒凉学派”火热病机的理论基础，开创了中医学术争鸣的先河。张从正（1159—1228），字子和，金代唯洲考城（今河南民权县）人。私淑于刘完素，基本思想源于刘完素“寒凉学说”，用药寒凉而峻猛，创立了“汗、吐、下”三法治疗疾病，为“攻下学派”的代表人。李杲（1180—1251），字明之，世居真定（今河北正定县）的东恒地区，晚年号“东垣老人”。其以《内经》“四时皆以胃气为本”“有胃气则生，无胃气则死”的理论为依据，创立了“脾胃学说”而成为“补土学派”的创始人。朱丹溪的业医罗知悌，虽为河间的再传弟子，但他未株守一家之言，而旁通张子和、李东垣诸家之说，是一位博采众长的医学家。在这样一位学验俱丰的老师的教导下，加上丹溪自身的学识修养，使之能集河间、子和、东垣三家之精华，并能自出机杼，卓然成家。

（二）丹溪学派与宋元理学的关系

前已述及，宋元理学对丹溪学派的形成有着深刻的影响，其实也可以说是丹溪学派重要的学术渊源之一。

丹溪学说的重心，是有名的“阳有余阴不足论”和“相火论”。这两论的哲学基础，又和理学的“主静论”有关。要透彻理解其渊源所自，必须从周敦颐的《太极图说》说起。“太极”这个名词首见于《易·系辞》，“易有太极，是生两仪。”“两仪”，指天地，“太极”表示宇宙万物最根本的来源。古代哲学家对太极并没有加以特别的重视。到了宋代，理学的先驱者周敦颐著《太极图说》，成为理学本体论的中坚，

"太极"一词，乃变成哲学界的热门话题了。

《太极图说》说："太极动而生阳，动极而静；静而生阴，静极复动。一动一静，互为其根。分阴分阳，两仪立焉。阳变阴合而生水火木金土。五气顺布，四时行焉。五行一阴阳也，阴阳一太极也。"朱丹溪把理学中"太极"的概念引入医学时，曾引起了很大的反响，促进了医学理论的研究，把阴阳水火气血关系的研究进一步引向深入。

丹溪《相火论》从凡动皆属火，人为物欲所感，不能不动，动则相火易起入手，论证"火起于妄，变化莫测，无时不有煎熬真阴，阴虚则病，阴绝则死"(《太极图说》)，预防之方，不外乎周敦颐"圣人定之以中正仁义而主静"，朱熹"必使道心常为一身之主，而人心每听命焉"(《中庸章句·序》)，丹溪认为，这才是"善处乎火者"，做到了"人心听命乎道心，而又能主之以静，彼五火之动皆中节，相火惟有裨补造化，以为生生不息之运用耳，何贼之有？"这是丹溪《相火论》的主要观点。

丹溪从天地阴阳之理及人体生长发育的事实出发，说明阳有余、阴不足。即：阳既有余，如不能主之以静，则相火易于妄动；相火妄动，则消耗不足之真阴，是损不足以奉有余，为养生之大戒。故丹溪屡屡戒人勿妄动相火，其中尤以色欲为甚。提出"心，君火也，为物所感则易动，心动则相火亦动，动则精自走，相火翕然而起，虽不交会，亦暗流而疏泄矣"(《阳有余阴不足论》)。

丹溪还吸收了程朱理学有关天理人欲的观点。程朱主张用天理来克服人的欲望，用道心来主宰人心。朱熹说：人之一心，合道理底是天理，徇情欲底是人欲。并举例说：饮食者，天理也；要求美味，人欲也。丹溪结合到医学上，在养生方面，提倡节制性欲，节制饮食，著《饮食箴》《色欲箴》。

理学关于太极动静、天理人欲的学说，有浓厚的禁欲主义和宗教精神，运用于社会人事上，有很大的消极作用，这是众所周知的。但把它引入医学后，由于医学领域里矛盾的特殊性，却取得了很多积极的成果。如养生方面提倡静心息虑，节制性欲、饮食，使人体生命活动的节律不致过快；在治疗上谆谆以资化源、养阴精为言，用四物、知柏滋阴降火，发展了养阴的治疗方法，等等。这些方面，无疑是有很大的现实意义的，对后世医学的发展是产生了一定影响的。

（三）家学渊源和名师传承

1. 家学渊源

赤岸朱氏诗书传家，簪缨相望，为当地望族。自宋以来，尤崇尚理学和医学。宋濂说："朱聘君家世习儒，至聘君始以医鸣。"据《赤岸丹溪朱氏宗谱》所载，丹溪家世中以儒理之学著名者有以下诸人。

从曾祖朱杓，"天性刚直，平生一语不妄，博洽群书，不应科举""从徐侨上承晦庵之绪，精究理学，著《太极演说》《经世补遗》等书"，对道与体、知与行、常与变等哲学问题都有自己的看法：其论道与体，认为"道体虽一，用则万殊，而体用各具一物之中，此道之所以流行不已也"；论知与行，则谓"知之明则守之固，守之固则行之力，行之力则智愈明，此是知行并进，圣门之学，莫切于此"；论常与变，则谓"鹤鸣九皋，声闻于野，言微之显也，鱼潜在渊，或在于渚，言常之变也"。朱杓又"幼抱羸疾，访览医书，慨然曰，与其疗一己之疾，莫若推以及人……而汇药以应病，祖述《本草》《千金方》意论，集其已验者曰《卫生普济方》，采摭经传格言冠于篇端。须江徐公为之序曰：'是书不唯拯人之有疾，且欲导人于无疾'。"其理学和医学造诣对于丹溪的学术思想的形成有着深刻影响。

从曾祖朱锷，深究理学，亦兼通医学。所著《自省篇》多以理言医内容。如所言："清心寡欲，以为养寿之基……人于暮年，精力尤宜爱护，譬如灯火，若置之风前而频施挑剔，是速其灭也……不独暮年如此，虽于壮健之时，若不能内节七情，外顺六气，曲尽保养之道，将见东补西漏，左扶右倒，救疾之不暇，尚何望其强毅果敢，充此精力于一身？"又言："动者静之始，静者动之基，此理互为根，动静常相随""省虑以养神，省言语以养气，神不上驰，气不上耗，则心肺之精上交于肝肾；脾居中州，运水谷之精，为心肝肺肾之养，以取其交，故能生血以养筋，生精以强骨，生肉以充形；形体充实，筋骨强壮，则苛疾不起”。这对于丹溪医学思想尤其养生观的形成有着深刻影响。可以说，朱丹溪援理入医，将理学结合到医学中来，以说明医学问题，家族的影响确不可忽视。

从祖朱叔麒，宋咸淳四年进士，历尹定海、仙居，同知黄岩、浮梁二州事，仕而兼通医学者。《宗谱》载：“其在官，狱囚有疾，必治善药，亲临饮之；其在家，储药于室，匾曰‘存恕’，以示及人之意。乡里以疾告，必自为治药，又自视烹之，又自视饮之。曰：‘药虽善矣，烹之不如法，勿验也；饮之不以其时，亦勿验也。疾者之望疗，如望拯溺，故吾不敢以任人。’尝烹药于器，携一童晨往病家，马惊，坠于水，霜天寒甚，起立无愠色，亟索衣易之，上马复往。时已老矣。其急于济人如此。”

朱叔麒谢世时，丹溪年33岁，耳濡目染，深受影响。丹溪崇尚医德，可谓一脉相承。

2. 业师传授

朱叔麒存心仁慈，医德高尚，对丹溪影响甚深。可惜朱叔麒很早就去世了，只能算是朱丹溪医学的入门老师。而真正让朱丹溪的医学理论和医学思想成熟的老师就是罗知悌，戴良《丹溪翁传》载：“罗名知悌，字子敬，世称太无先生，宋理宗朝寺人，学精于医，得金刘完素之再传，而旁通张从正、李杲二家之说。然性褊甚，恃能厌事，难得意。”

朱丹溪自40多岁立志从医后，便束装出游，以访名师。历经吴中（苏州）、宛陵（宣城）、南徐（镇江）、建业（南京）等重镇大都，均未遇精通医理之人，待返武林（杭州），方知此处有一名医罗知悌，遂登门拜访，然罗知悌性情执拗，求见甚难，“十往返不能通，先生志益坚，日拱立于其门，大风雨不易”，且“蒙叱骂者五七次，趑趄三阅月”（《石表辞》）。当罗得知求见者乃是在江南一带已小有名气的朱丹溪时，才“修容见之”，并收为弟子。罗知悌为南宋理宗亲信，宫廷宦官，他得刘完素之再传，旁通张从正、李杲二家之学，且“能词章、善挥翰。贫病无告，予之药，无不愈者，仍赡以调理之资”（《杭州府志人物》）。

曾有一位年轻四川僧人求罗知悌治病，面色萎黄，形容消瘦，全身倦怠无力。他因突然非常思念母亲，归心似箭，但囊中羞涩，不能动身，整天痛哭流泣，了解病情以后，罗知悌每天命人将牛肉等煮烂给他吃，并安慰劝解。半月后，用桃仁承气汤一日三次治疗，晚上病人即开始排泄，直至肚内排泄干净为止。到了第二天不再给他吃肉，只给他素菜和稀饭吃。这样又过了半月，僧人的身体才完全康复。

事后朱丹溪就此事请教老师，提出自己心中的疑惑：既然是忧思所致，为什么不直接用承气汤使之排泄？罗知悌说道：病人来时身体已经十分虚弱，如果在这种情况下再用攻击之法，就会使之元气大伤，小病酿成大病，大病成不治之症。所以必须使他心情舒畅，身体壮实，再以承气汤治疗。这样的病例使朱丹溪受到极大启迪，以后在长期的行医过程中时时注意先保护病人的元气。《古今医案按》载有丹溪治叶仪痢疾危证案，丹溪完全参照罗知悌治病僧案，先补后攻，得取全功，这是丹溪学习罗知悌“攻击宜详审，正气须保护”治疗思想的充分体现。

综上所述，朱丹溪及其所开创的丹溪学派，其学术渊源是远绍《内经》，而寻其指归；汲取河间、子和、东垣三家之说，而极其变化；复参之于理学，融会贯通；传承家学和名师的学术经验，加以发扬，从而形成别具特色的丹溪之学。

第三章　学派创始人朱丹溪主要学术思想和诊治经验阐发

一、学术思想

（一）阳有余阴不足论

朱丹溪在《格致余论》中明确提出了这一名论，是后世称其为“滋阴学派”代表人物的主要依据。他首先从“天人相应”的整体观念出发，论证了“阳有余阴不足”的理论依据，尝谓：“人受天地之气以生，天之阳气为气，地之阴气为血，故气常有余，血常不足。何以言之？天地为万物父母。天，大也，为阳，而运于地之外；地，居天之中，为阴，天之大气举之。日，实也，亦属阳，而运于月之外；月，缺也，属阴，禀日之光以为明者也。”说明自然界中普遍存在着“阳有余阴不足”的现象。再者，他紧密联系人体生理现象，进一步阐明该理论的客观基础，如说：“人身之阴气，其消长视月之盈缺，故人之生也，男子十六岁而精通，女子十四岁而经行。是有形之后，犹有待于乳哺水谷以养，阴气始成，而可与阳气为配，以能成人，而为人之父母。古人必近三十、二十而后嫁娶，可见阴气之难于成，而古人之善于摄养也。《礼记》注曰：惟五十然后养阴者有以加。《内经》曰：年至四十，阴气自半，而起居衰矣。又曰：男子六十四岁而精绝，女子四十九岁而经断。夫以阴气之成，止供给得三十年之视听言动，已先亏矣。人之情欲无涯，此难成易亏之阴气，若之何而可以供给也？”丹溪关于人体阴精之难成易亏的学术观点，跃然纸上。

正因为人体在生理状况下已存在阳有余阴不足，再加上“人之情欲无涯”，相火妄动，更易损耗阴精，从而导致阴阳偏颇而发生病变。因此，丹溪的“阳有余阴不足论”，既说明了人体的生理状况，又涉及病理变化，以此为佐证，使其立论更加有据有力。

基于“阳有余阴不足”的学术见解，丹溪十分强调维护人身的阴精，这是他养生观的核心思想，由此出发，提出了不少针对性的摄生方法。如对四时养生，《格致余论》中指出：“天地以五行更迭衰旺而成四时，人之五脏六腑亦应之而衰旺。四月属巳，五月属午，为火大旺，火为肺金之夫，火旺则金衰。六月属未，为土大旺，土为水之夫，土旺则水衰。况肾水常藉肺金为母，以补助其不足，故《内经》谆谆于资其化源也。古人于夏，必独宿而淡味，兢兢业业于爱护也。保养金水两脏，正嫌火土之旺尔。《内经》曰：冬不藏精者，春必温病。十月属亥，十一月属子，正火气潜伏闭藏，以养其本然之真，而为来春发生升动之本。若于此时恣嗜欲以戕贼，至春升之际，下无根本，阳气轻浮，必有温热之病。”此乃对《素问·四气调神大论》四时养生的发挥，弥足珍贵。这里尤其值得提出的是，丹溪认为“主闭藏者，肾也；司疏泄者，肝也。二脏皆有相火，而其系上属于心。心，君火也，为物所感则易动，心动则相火亦动，动则精自走，相火翕然而起，虽不交会，亦暗流而疏泄矣。所以圣贤只是教人收心养心，其旨深矣。”又说：“古人谓不见所欲，使心不乱。夫以温柔之盛于体，声音之盛于耳，颜色之盛于目，馨香之盛于鼻，谁是铁汉，心不为之动也！善摄生者，于此五个月出居于外，苟值一月之虚，亦且暂远帷幕，各自珍重，保全天和，期无负敬身之教，幸甚！”丹溪谆谆告诫珍惜和维护阴精，于此可见一斑。

丹溪提出的“阳有余阴不足”论，自然成为丹溪学派的核心学术思想，其门人及私淑者对此多有发挥，如王纶说：“人之一身，阴常不足，阳常有余，况节欲者少，过欲者多，精血既亏，相火必旺，火旺则阴愈消，而劳瘵、咳嗽、咯血、吐血等症作矣。”又说：“故宜常补其阴，使阴与阳齐，则水能制火而水升火降，斯无病矣。故丹溪先生发明补阴之说，谓专补左尺肾水也。”（《明医杂著·补阴丸论》）汪机谓：“丹溪论阳有余阴不足，乃据理论人之禀赋也。”“无非戒人保守阴气，不可妄损耗也。”（《石山医案》）以上两家既道出了丹溪“阳有余阴不足”的真谛，又有自己的独到看法，且能紧密联系临床实际，并突出养生护阴这一主旨，确是对丹溪此论的阐扬，难能可贵。

（二）相火论

“相火论”是丹溪学派的主旨性学术观点之一，其与“阳有余阴不足论”是紧密相连、互为补充的。《格致余论》专列“相火论”一节，对相火的内涵，寄藏部位，生理功能和相火为病的广泛性以及调治方法等，作了原则性的论述。首先，丹溪认为“相火”的含义有二：一是指正常的阳气之动，即生理性相火，所谓“天主生物，故恒于动，人有此生，亦恒于动，其所以恒于动，皆相火之为也。”并强调指出：“天非此火不能生物，人非此火不能有生。”其在维持人体生命活动上的重要性可想而知，实与后世称命门火为“生气之源”的观点颇相吻合。同时也不难看出，丹溪的相火论是以宋元理学“太极动而生阳，静而生阴”作为立论依据的；二是指异常的阳气之动，即病理性相火。丹溪说：“相火易起，五性厥阳之火相扇，则妄动矣。火起于妄，变化莫测，无时不有，煎熬真阴，阴虚则病，阴绝则死。”这种妄动之相火，乃阴虚火亢的邪火，故曰“元气之贼”。相火寄于何脏？丹溪指出相火“具于人者，寄于肝肾二部，肝属木而肾属水也。胆者，肝之腑；膀胱者，肾之腑；心胞络者，肾之配；三焦以焦言，而下焦司肝肾之分，皆阴而下者也。”又说：“肝肾之阴，悉具相火。”由是观之，相火寄于肝肾，为肝肾二脏所专司，且与胆、膀胱、三焦紧密相关，是与君火（心火）相对而言的。丹溪认为，相火为病极其广泛，既包括内伤“五性厥阳之火”戕害人体，又涉及外感火热之邪，或邪从火化引起诸病，尝谓：“经曰：百病皆生于风、寒、暑、湿、燥、火之动而为变者。岐伯历举病机一十九条，而属火者五，此非相火之为病之出于脏腑者乎？考诸《内经》，少阳病为瘛疭，太阳病时眩仆，少阴病瞀、暴喑、郁冒、不知人，非诸热瞀瘛之属火乎？少阳病恶寒鼓栗，胆病振寒，少阴病洒淅恶寒振栗，厥阴病洒淅振寒，非诸禁鼓栗，如丧神守之属火乎？少阳病呕逆，厥气上行，膀胱病冲头痛，太阳病厥气上冲胸，小腹控睾引腰脊上冲心，少阴病气上冲胸，呕逆，非诸逆冲上之属火乎？少阳病谵妄，太阳病谵妄，膀胱病狂颠，非诸躁狂越之属火乎？少阳病胕肿善惊，少阴病瞀热以酸，胕肿不能久立，非诸病胕肿，疼酸惊骇之属火乎？又《原病式》曰：诸风掉眩属于肝，火之动也；诸气膹郁病痿属于肺，火之升也；诸湿肿满属于脾，火之胜也；诸痛痒疮疡属于心，火之用也；是皆火之为病，出于脏腑者然也，注文未之发耳。"毋庸讳言，丹溪将火热之证多归咎于相火为患，混淆了内因与外因，以致"相火"的概念模糊不清，难免引起后人非议。

对于相火致病的治疗，丹溪从理学出发，十分重视精神方面的摄养，主张静以制动，如说："必使道心常为一身之主，而人心每听命焉，此善处乎火者。人心听命乎道心，而又能主之以静，彼五火之动皆中节，相火惟有裨补造化，以为生生不息之运用耳，何贼之有！"又说："医者立教，恬澹虚无，精神内守，亦所以遏此火之动于妄也。盖相火藏于肝肾阴分，君火不妄动，相火惟有禀命守位而已，焉有燔之虐焰，飞走之狂势也哉？"在这里，丹溪既阐述了"心主神明，为君主之官"，又发挥了君火与相火之间主次从属关系，强调"正心""收心""养心"，以理智克服欲念，是抑制相火妄动的重要举措，其有裨于养生保健，延年益寿，明矣！再从方药治疗来看，《丹溪治法心要·火》以"相火论"为主导，提出："阴虚火动难治。虚火可补，实火可泻，轻者可降，重者则从其性而升之。火郁可发，当看何经。凡气有余便是火，火过甚者，必缓之，以生甘草兼泻兼缓，参术亦可"。又说："有补阴则火自降者，炒黄柏，地黄之类。"丹溪创制的名方大补阴丸（详见"名方选评"）滋阴降火并用，很适用于肝肾阴虚，相火妄动之证。此外，四物汤加炒黄柏、炙龟甲亦可随证选用。

（三）气血痰郁四伤学说

这是丹溪论治杂病的总纲。王纶在《明医杂著·医论》中说："丹溪先生治病，不出乎气、血、痰，故用药之要有三：气用四君子汤，血用四物汤，痰用二陈汤。久病属郁，立治郁之方，曰越鞠丸。”道出了丹溪治疗杂病的精髓。

气血论治是丹溪学术的重要组成，是其“攻击宜详审，正气须保护”治疗思想的具体体现，是继承东垣思想的直接结果。《丹溪心法·内伤》云：“东垣内外伤辨甚详，世之病此者为多，但有挟痰者，有挟外邪者，有热郁于内而发者，皆以补元气为主，看所挟而兼用药……元气者，乃生发诸阳上升之气，饮食入胃，有伤则中气不足，中气不足，则六腑阳皆绝于外，是六腑之元气病也，气伤脏乃病，脏病形乃应，是五脏六腑真气皆不足也。”《丹溪心法·痘疮》云：“痘疮分气虚、血虚，用补。气虚者人参、白术加解毒药，血虚者四物汤中加解毒药。凡痘疮初出之时，色白者，便用大补气血，参、术、芪、芎、升麻、干葛、草、木香、丁香、酒洗当归、白芍……”纵观丹溪医案，气血论治贯穿于整个杂病治疗中，补气养血药方运用更可谓得心应手，而顺气活血亦不忽视。

丹溪论治杂病，将许多病因责之于痰，认为“痰之为物，随气升降，无处不到”，提出“百病多有兼痰”之理论，从而开病理产物为致病因素理论之先河，丰富了中医病因学内容。对于痰证的治疗，丹溪每以二陈汤为基本方，并根据自己的临床体会，总结出治痰用药经验如下：湿痰加苍术、白术；热痰加青黛、黄连、黄芩；食积痰加神曲、麦芽、山楂；风痰加南星；老痰加海石、半夏、瓜蒌、香附、五倍子，作丸服；凡风痰病，必用风痰药，如白附子、天麻、雄黄、牛黄、片芩、僵蚕、猪牙皂角等。除此之外，丹溪痰证论治同时又反复强调“顺气为先”。《丹溪心法·痰》云：“善治痰者不治痰而治气，气顺则一身之津液亦随气而顺矣。”“人之气道贵乎顺，顺则津液流通，决无痰饮之患。古方治痰饮，用汗吐下温之法，愚见不若以顺气为先，分导次之。”气机通顺畅达，诸恙皆愈。

郁证的论治心法，堪称是丹溪学派学术思想的核心内容之一。丹溪认为“气血冲和，万病不生，一有怫郁，诸病生焉。故人身诸病，多生于郁”(《丹溪心法·六郁》),其对“郁”在发病学和病理学上的重要性,可谓继承了《内经》有关郁证的理论而尤有重大发挥。而丹溪所说之“怫郁”,不单纯指情志郁结,也涉及诸多引起“气血怫郁”的致病因素,他提出的“六郁”观点,即是具体体现。其门人戴原礼在《金匮钩玄》中云:“气郁者,胸胁病,脉沉涩;湿郁者,周身走痛,或关节痛,遇阴寒则发,脉沉细;痰郁者,动则即喘,寸口脉沉滑;热郁者,瞀,小便赤,脉沉数;血郁者,四肢无力,能食,便红,脉沉;食郁者,嗳酸,腹饱不能食,人迎脉平和,气口脉紧盛者也。”对“六郁”之临床症状作了扼要的记述。至于“六郁”的治疗,丹溪结合临证经验,创制了六郁汤(气郁:香附子、苍术、川芎;湿郁:苍术、川芎、白芷;痰郁:海石、香附、南星、瓜蒌;热郁:青黛、香附、苍术、川芎、栀子;血郁:桃仁、红花、青黛、川芎、香附;食郁:苍术、香附、针砂醋炒、山栀、神曲炒)和越鞠丸(详见“名方选评”),可谓经世名方,古今临床广为应用,验案多多。

气血痰郁四伤学说,由于它能确切地反映杂病的病理变化,因而在杂病的辨证论治中具有一定的代表性,对后世中医学的发展产生了深刻的影响。时至今日,对于现代医学目前尚无良好治疗办法的各类难治性疾病仍有实际指导意义。

(四)湿热观

中医有关湿热病的理论和实践,源远流长。早在《内经》就对湿热病的发病及证候有明确的记述,如《素问·生气通天论》云:“湿热不攘,大筋软短,小筋弛长,软短为拘,弛长为痿。”是把筋肉拘痿的原因归咎湿热。《素问·六元正纪大论》云:“四之气,溽暑湿热相薄,争于左之上,民病黄瘅而为胕肿。”指出了湿热是黄瘅胕肿的主要病因,其发病与时令节气有很大的关系。朱丹溪秉承了《内经》的旨意,结合自己的临证经验,认为“六气之中,湿热为病,十居八九”,确是对《内经》湿热病因说的重大发展,这自然与丹溪生活于东南沿海一带,地处卑湿,气候温热,以致湿热病广泛流行有着密切的关系。对于湿热为病，丹溪认为可涉及外感、内伤诸多病证，如《丹溪心法》认为痢的病因“赤痢乃自小肠来，白痢乃自大肠来，皆湿热为本”。吞酸的病因，指出：“吞酸者，湿热郁积于肝而出，伏于肺胃之间”。对黄疸病因，尝谓“疸不用分其五，同是湿热”。赤白浊的病因，认为：“浊主湿热，有痰、有虚”。他还强调“痿证断不可作风治而用风药”，其发病关乎“湿热”。诸如此类，不一而足。丹溪对于湿热病的治疗，在《丹溪心法·中湿》有较详细的记述：《本草》云：苍术治湿，上下部皆可用。二陈汤中加酒芩、羌活、苍术，散风行湿。脾胃受湿，沉困无力，怠惰好卧。去痰须用白术。上部湿，苍术功烈；下部湿，宜升麻提之。外湿宜表散，内湿宜淡渗。若燥湿，以羌活胜湿汤、平胃散之类。若风湿相搏，一身尽痛，以黄芪防己汤。若湿胜气实者，以神佑丸、舟车丸服之；气虚者，桑皮、茯苓、人参、葶苈、木香之类。凡肥人沉困怠惰，是湿热，宜苍术、茯苓、滑石。凡肥白之人沉困怠惰，是气虚，宜二术、人参、半夏、草果、厚朴、芍药。凡黑瘦而沉困怠惰者，是热，宜白术、黄芩。凡饮食不节，脾胃受伤，不能递送，宜枳术丸。去上焦湿及热，须用黄芩，泻肺火故也。又如肺有湿，亦宜黄芩；如肺有虚热，宜天门冬、麦门冬、知母，用黄芩多则损脾。去中焦湿与痛，热用黄连，泻心火故也；如中焦有实热，亦宜黄连；若脾胃虚弱不能运转郁闷，宜黄芩、白术、干葛；若中焦湿热积久而痛，乃热势甚盛，宜黄连，用姜汁炒。去下焦湿肿及痛，膀胱有火邪者，必须酒洗防己、黄柏、知母、草龙胆。又云：凡下焦有湿，草龙胆、防己为君，甘草、黄柏为佐。如下焦肿及痛者，是湿热，宜酒防己、草龙胆、黄芩、苍术。若肥人、气虚之人肿痛，宜二术、南星、滑石、茯苓。黑瘦之人，下焦肿痛，宜当归、桃仁、红花、牛膝、槟榔、黄柏。体现出根据湿重、热重及湿热并重及邪客部位、正气盛衰、兼夹证候等区别而治，对后世处方用药颇有启发。这里尤其值得一提的是，丹溪创制的治湿热方剂二妙散（苍术、黄柏）及后人据此而衍化的三妙丸（苍术、黄柏、川牛膝）、四妙散（苍术、黄柏、川牛膝、薏苡仁）均是传世名方，足见其影响之深远。

（五）治未病思想

“治未病”是中医的重要特色。早在《黄帝内经》中就明确提出了“圣人不治已病治未病”的著名论点，昭示了“防重于治”的医学思想，其在世界预防医学发展史上无疑居于先进地位。朱丹溪即是继承和弘扬《内经》这一预防医学思想的名家。他在《丹溪心法》中列“不治已病治未病”专题，指出：“与其救疗于有疾之后，不若摄养于无疾之先。盖疾成而后药者，徒劳而已。是故已病而不治，所以为医家之法，未病而先治，所以明摄生之理。夫如是则思患而预防之者，何患之有哉！此圣人不治已病治未病之意也。尝谓备土以防水也，苟不以闭塞其涓涓之流，则滔天之势不能遏；备水以防火也，若不以扑灭其荧荧之火，则燎原之焰不能止。其水火既盛，尚不能止遏，况病之已成，岂能治欤？”丹溪以取类比象的方法，生动形象地说明了“治未病”的重要性。至于如何“治未病”，丹溪也遵循《内经》的旨意，强调“摄生”是核心内容，如说：“宜夜卧早起于发陈之春，早起夜卧于蕃秀之夏，以之缓形无怒而遂其志，以之食凉食寒而养其阳，圣人春夏治未病者如此。与鸡俱兴于容平之秋，必待日光于闭藏之冬，以之敛神匿志而私其意，以之食温热而养其阴，圣人秋冬治未病者如此。”又说：“昔黄帝与天师难疑答问之书，未曾不以摄养为先……既以法于阴阳，而继之以调于四气，既曰食饮有节，而又继之以起居有常，谆谆然以养身为急务者，意欲治未然之病，无使至于已病难图也。”其“摄生”方法，涉及顺应四时、饮食起居、精神修养和体育锻炼诸多方面，这与《内经》所述是一脉相承的。再者，对“治未病”思想在疾病治疗上的体现，丹溪秉承仲景《金匮要略》“见肝之病，知肝传脾，当先实脾”的名训，进一步发挥说：“见肝之病，先实其脾脏之虚，则木邪不能传；见右颊之赤，先泻其肺经之热，则金邪不能盛，此乃治未病之法。”并以“秦缓达乎此，见晋侯病在膏肓，语之曰不可治；扁鹊明乎此，视齐侯病在骨髓，断之曰不可救也”为例，告诫医者须明“治未病”的重要性，警示病者不知“治未病”的危害性，可谓用心良苦。

丹溪“治未病”的思想，贯穿在他的学术见解和临床实践中。如前述“阳有余阴不足论”“相火论”“怫郁致病论”，均有充分体现。此外，《格致余论》中“养老论”“慈幼论”“茹淡论”还针对老人和小儿的体质特点，提出了诸多将养方法，影响深远。

二、诊治经验

朱丹溪诊治疾病尤其是内伤杂病经验十分丰富，兹不求面面俱到，择其要者研讨如下。

（一）治疗郁证经验阐发

“怫郁致病”的理论是朱丹溪明确提出的，他在《丹溪心法》中说：“气血冲和，万病不生，一有怫郁，诸病生焉。故人身诸病，多生于郁。”从词义上解，“怫郁”犹悒郁也，是情志抑郁不得舒畅的意思。但丹溪所说的“怫郁”，不单纯局限在情志方面，其义当更广泛，明代医家赵养葵曾对此做过解释：“郁者，抑而不通之义。……为因五气所乘而致郁，不必作忧郁解。忧乃七情之病，但忧亦在其中。”（《医贯·郁病论》）丹溪强调“怫郁”在发病学上的重要作用，是有其深远学术渊源和坚实实践基础的。

早在《内经》中，就记述了郁滞不得发越所致的诸多病证，如《素问·六元正纪大论》载有木郁、火郁、土郁、金郁、水郁等五气之郁，并提出“木郁达之，火郁发之，土郁夺之，金郁泄之，水郁折之”的相应治法。《素问·至真要大论》更提出“疏其血气，令其调达，而致和平”的名论，即是指对疾病的治疗，应着眼于疏通脏腑气血，使无郁滞之弊，则人体可恢复平和与健康，诚如清代医家姚止庵在《素问经注节解》中所释：“疏其壅塞，令上下无碍，血气通调则寒热自和，阴阳调达矣。”即张仲景在《金匮要略》中强调指出：“五脏元贞通畅，人即安和。”所谓“元贞”者，即五脏真元之气，亦即朱丹溪《格致余论》所说的“人之所藉以为生者，血与气也”。《医宗金鉴》说得更为透彻：

"五脏真元之气，若通畅相生，虽有客气邪风，勿之能害，人自安和；如不通畅，则客气邪风，乘隙而入，中人多死。"即是说，只要五脏元气通畅，抗病力强，就能抵御外邪的侵袭，使人平安健康。丹溪秉承了《内经》和《金匮要略》的旨意，且作了很大发挥，提出了上述影响十分深远的"怫郁致病"理论，并以其丰富的实践经验，创制了一套独特的治郁名方，如六郁汤、越鞠丸等流传于世。

清代医家王孟英深悟经旨，更受丹溪"怫郁致病"理论的影响，认为人身气机贵于流动，一息不停，惟五气外侵，或七情内扰，气机窒塞，疾病乃生。尝谓："缘人身气贵流行，百病皆由愆滞，苟不知此，虽药已对证，往往格不相入。"(《归砚录·卷二》）这里所说的"愆滞"，显然是指郁滞不通畅。他又说："身中之气有愆有不愆，愆则留而为病，不愆则气默运而潜消，调其愆而使之不愆，治外感内伤诸病无余蕴矣。"由此可见，"百病皆由愆滞"，这是王氏最基本的病因观；"调其愆而使之不愆"，是王氏最突出的治疗观。基于此，他治疗疾病十分重视清除导致气机愆滞的各种致病因子，拳拳于疏瀹气机，以调整其升降出入，使之恢复常态。临床用药有其鲜明特点，即善用疏通气血的轻灵之剂而取胜，正如曹炳章所评：孟英"裁方用药，无论用补用泻，皆不离运枢机，通经络，能以轻药愈重证，为自古名家所未达者。"(《王氏医案三编·序》）尤为可贵的是，在丹溪"怫郁致病"学术思想指导下，后世医家在其越鞠丸、六郁汤等方基础上，还创制了不少宣郁通滞的名方，扩大了临床应用范围，如清代医家张石顽在《张氏医通·郁》中阐发说："郁证多缘于志虑不伸，而气先受病，故越鞠、四七始立也。郁之既久，火邪耗血，岂苍术、香附辈能久服乎？是逍遥、归脾继而设也。然郁证多患于妇人，《内经》所谓二阳之病发心脾，及思想无穷，所愿不得，皆能致病。为证不一，或发热头痛者有之，喘嗽气乏者有之，经闭不调者有之，狂颠失志者有之，火炎失血者有之，骨蒸劳瘵者有之，蠹疽生虫者有之。治法总不离乎逍遥、归脾、左金、降气、乌沉、七气等方，但当参究新久虚实选用，加减出入可也。"当然治疗郁证的方剂远不止于此。

"怫郁致病"理论对临床很有指导意义。就拿现代临床来说，它广泛应用于胃肠神经官能症、慢性胃炎、溃疡病和慢性肝炎等疾病的辨证和治疗，如越鞠丸对上列病症属"郁证"者，现代报道获效者良多。在妇科临床上，这一理论更有着特殊实用价值。如经前期紧张综合征、痛经、闭经、小叶增生、围绝经期综合征和不孕症等病症，"怫郁"常是其重要的致病因素，诸如越鞠丸、逍遥散、疏肝解郁汤、开郁种玉汤等方广为采用，临床治验甚夥。再者，被人称为"富贵病"的一些疾病，如高脂血症、动脉硬化、糖尿病、肥胖症等，究其病因病机，往往与情志怫郁，或恣食肥甘厚味，造成气、血、湿、痰、热、食等郁滞有密切关系，因此对这些病症的治疗，宣郁通滞无疑是不二法门。在临证中以越鞠丸加泽泻、决明子、荷叶、山楂等治疗高脂血症、肥胖症等，常能取效；又如对心情不舒，气机郁滞而致的抑郁、焦虑等症，用越鞠丸随证加入丹参、当归、酸枣仁、合欢皮、郁金、茯神、远志等品，也有较好的效果。

这里尤值得强调指出的是，"怫郁致病"理论在"治未病"和养生保健上的重要作用。以防治"亚健康"为例，因现代社会生活节奏加快，竞争愈趋激烈，人们的工作和精神压力增大，以及由于生活水平提高，饮食结构改变，造成体内营养物质过剩，代谢产物堆积等原因而导致者不在少数。所谓"亚健康"，是指介于健康与疾病之间的中间状态，被人称之为"第三状态"。对于这类人群，如何增强其体质，调整其体内潜在的不平衡状态，以免疾病的发生，或将疾病消灭于萌芽状态，这是"治未病"的重要内容之一。"亚健康"的主要表现是情绪紧张，心情不宁，头晕目眩，失眠多梦，记忆减退，食欲不振，精神疲乏等等，但经各项理化检查却未发现实质性病变。按中医分析多系气机郁滞，脏腑功能失调所致，因此很适合用宣郁通滞的方法调治，以消除导致气机郁滞的诸因子，促使机体恢复气血通畅而臻于康健。但是令人遗憾的是，当前社会上有不少人（包括亚健康人群）对补品产生误解，片面追求和迷信补品能强身健体、延缓衰老，坚持常年服用不懈，有些医生甚至投人之所好，不加辨证地用补剂。诚然，对于体质虚弱者来说，因人制宜地服用一些补品，确有一定的益处，无可厚非，但对于气血郁滞者来说，误用滋腻之补剂，反而会使气血愈加壅滞。这无异于鲧治洪水，只用堵塞之法而不疏通河道，势必偾事。对此王孟英早就提出告诫，他针对当时“不知疗病，但欲补虚，举国若狂”（《柳洲医话》）的局面，大声疾呼“一味蛮补，愈阂气机，重者即危，轻者成锢”（《医砭》），“愈阂气机”是吃紧句，故他极力反对滥用补剂。鉴于“亚健康”的成因与气机怫郁有很大的关系，六郁汤、越鞠丸等不失是“以通为补”的调治良方，切勿以其药味平淡无奇，价格低廉而轻视之。

综上所述，丹溪“怫郁致病”理论源远流长，对疾病的防治有着重要的指导意义和实用价值，很值得进一步继承和发扬。

（二）论治痿证探要

《内经》对痿证提出了肺热叶焦等发病机理，以及“独取阳明”的治疗大法。但由于其证与风、痹相类，后人多混同论治。尤其是宋代，《和剂局方》书出，人们因其书为“官方修订，每多效尤”，更是风、痿不辨，“以治风之药通治诸痿”（《局方发挥》），遂成时弊。丹溪有感于此，在《局方发挥》《格致余论》《金匮钩玄》等书中对痿证的病因病理、辨证治疗及其调养，做了深入论述。皇甫中《明医指掌》说：“古方多以治风之药通治痿，何其谬也？至丹溪始辨之，以风、痿之证另立篇目，源流不同，治法迥别，此开千古之弊也。”

1. 以五行生克制化析病机

丹溪《局方发挥》说：“肺金体燥而居上，主气，畏火者也；脾土性湿而居中，主四肢，畏木者也。火性炎上，若嗜欲无节则水失所养，火寡于畏而侮所胜，肺得火邪而热矣。木性刚急，肺受热则金失所养，木寡于畏而侮所胜，脾得木邪而伤矣。肺热则不能管摄一身，脾伤则四肢不能为用，而诸痿之病作。”由此可见，丹溪论痿重视各脏器的互相影响，从五行生克制化理论剖析病机，尤其注重肺脾功能失调在痿证发病中的作用。

肺主气属卫，居上焦，具宣发之功，但其脏最娇，惟得清肃，才能发挥其用，宣五谷味，熏肤，充身，泽毛，若雾露之溉，五脏六腑、四肢百骸得以润养；反之，肺热失清，宣发不力，敷布失司，不能管摄一身，则痿证由生。即如《内经》所说：五脏因肺热叶焦，发为痿躄。

痿证由于肺热叶焦，肺热由于火气熏灼，而火之偏胜咎在水亏不济。丹溪说的“若嗜欲无节则水失所养，火寡于畏而侮所胜，肺得火邪而热矣”，即是指此而言。细究水亏火胜之由，丹溪谓：“五行之中，惟火有二，肾虽有二，水居其一，阳常有余，阴常不足，故经曰一水不能胜二火”(《局方发挥》)，二火者，心之君火，肝肾之相火也。肾居下焦，内寄相火，肾阴下亏，既不能上济于心，心火焰旺，又能使相火失于蛰藏，妄动暴虐，肺金受刑，失却宣发，皮肉筋脉，因此而痿。

脾胃为水谷之海，气血生化之源，主润筋脉。脾运健旺，化源不衰，气血充沛，脏腑经脉，皆得输润。若运化乏健，后天不充，肢体失滋，痿证由生。同时，脾虚运馁，又能聚湿酿痿，即丹溪所谓“有湿多者”。脾病不能转输精微，筋脉反受湿淫，犹如生物之濡润有余反成水涝，没有不成痿者。且湿蕴久便生热，湿热又为成痿之一端。《内经》云：“湿热不攘，大筋软短，小筋弛长，软短为拘，弛长为痿。”《格致余论》释云：“湿郁为热，热留不去，大筋软短者，热伤血，不能养筋，故为拘挛；小筋弛长者，湿伤筋，不能束骨，故为痿弱。”《金匮钩玄》《丹溪心法》论痿，就列有湿痰、湿热证治。临床所见，饮食不节，蕴湿积热，或湿邪积久不去，郁而化热，均可浸淫经脉，影响气血运行，变生痿证。

从五行生克制化观点出发，丹溪论脾病致痿，还注意到肝木和肺金的影响。即其所说的由于肺金受热而失其所养，肝木因此而侮其所胜，脾土因之而伤，脾伤由于肝木横逆，而木之胜在于肺金不清。肺金司降，肝木主升，两相制约，升降有度，则有裨脾运，即所谓金能制木，木能疏土。若肺失肃降，金不制木，则肝气横逆，克伐脾土，碍及脾运，化源不济，而肢体痿废。

2. 本泻南补北宏旨立大法

痿证之成，病在肺脾，肺脾之所以病，根由水亏火旺。丹溪遵照

《难经》“泻南方，补北方”宏旨，倡用泻南补北大法。尝云：“泻南方则肺金清而东方不实，何脾伤之有？补北方则心火降而西方不虚，何肺热之有？故阳明实则宗筋润，能束骨而利机关矣。”（《局方发挥》）泻南，法在制火，立足于清金保脾；补北，法在壮水，着眼于降火保肺。既顾及“肺热叶焦”病理特点，又不悖“独取阳明”治痿大旨，水壮火制，肺热无生，脾自健旺。

东垣治痿，立有清燥汤，以黄连、黄柏泻火为主，功在清热燥湿，适用于湿热郁蒸，肺金受烁，肾水失资而成痿，正合泻南之意，颇得丹溪赏识。丹溪尝以此方为基础，剔除温燥动火之柴胡、升麻、陈皮，以及渗利伤阴之猪苓、茯苓、泽泻，改以知母、芍药养阴，杜仲、牛膝益肾，易名加味四物汤，用治“诸痿四肢软弱，不能举动”（《医学正传》），变清热利湿为清热养阴之剂。较之东垣方，泻南之意犹存，而立法更精，用药尤妙，更能切合痿证病机。日本汉方医家丹波元坚所编《杂病广要》治痿篇中，首列此方，足见其对丹溪治痿之法的推崇。

《续名医类案》载：张三锡治一苍瘦人，每坐辄不能起，左脉微弱，右关独弦急无力，用丹溪加味四物汤，不二十剂而愈。症情深重，痿废已成，非药证相符，难能速效如此。

本补北大法，丹溪创制了补阴丸（侧柏、黄柏、乌药、龟甲、苦参、黄连、黄芩）、龙虎丸（白芍、陈皮、锁阳、当归、虎骨、知母、熟地黄、黄柏、龟甲）、大补丸（黄柏、知母、熟地黄、龟甲、猪脊髓）、虎潜丸（大补丸加陈皮、白芍、锁阳、虎骨、干姜）等许多著名方剂，为后世治痿提供了成熟的效验方。其中虎潜丸，用知母、黄柏降火清源，龟甲、熟地黄滋水培本，芍药、锁阳益阴养血，又佐干姜、陈皮温中理气，既能制阴柔药凝滞之性，又能助脾健运，发挥药效。综观全方，功擅滋阴壮水，降火制妄，强健筋骨，用治阴虚火盛，筋骨痿软者，颇为有效。徐灵胎评价：痿证皆属于热，经有明文，此方最为合度。

丹溪治痿，力倡制火保阴，好用黄柏。考诸《丹溪心法》《金匮钩玄》等书对痿证施治，虽分湿热、湿痰、气虚、血虚，食积、死血，区别从事，但每型必用黄柏，独具一格。《丹溪心法·补损》所载的第一张“大补丸”，谓：“去肾经火，燥下焦湿，治筋骨软”，仅用单味炒黄柏，水丸服之。细味其意，黄柏“走手厥阴，而有泻火为补阴之功”（《本草衍义补遗》），以黄柏泻有余之火，即所以补不足之阴。盖肾欲坚，急食苦以坚之，黄柏味苦，“能清自下泛上之阴火，火清则水得坚凝，不补而补也”（《得配本草·卷七》）。唐容川说：“苦寒之品能大伐生气，亦能大培生气，盖阴虚火旺者，非此不足以泻火滋阴。”（《血证论·卷七》）黄柏苦寒泻火，不但能够坚阴，还能保养肺金，终止刑金之源。

丹溪还常取苍术与黄柏同用，所制二妙丸，即是此二药组成，用于治疗“筋骨疼痛，因湿热者”（《丹溪心法》）。二药一清热一燥湿，清热能泻火保肺，燥湿能资运助脾，既能清金又能扶土，颇合泻南补北大旨，证诸临床，效多灵验。

3. 守制火保阴法度倡调摄

《局方发挥》说：“虽然药中肯綮矣，若将理失宜，圣医不治也。”主张淡厚味，断欲事，忌燥热，顾护脾胃，承制相火，保养阴津，以冀早日复康。

（1）淡厚味：淡厚味即所以保护脾胃后天之本。进食清淡，无碍脾运，使气血生化源源不断，痿证方有转机。反之，若酒食肥甘，脾胃损伤，纳呆运迟，则易滋生湿热，更益其疾。《局方发挥》告诫说：“患痿之人，若不淡厚味，吾知其必不能安全也。”如何淡厚味？丹溪在《格致余论·养老论》里说：“人生六十、七十以后，精血俱耗……至于好酒、腻肉、湿面、油汁、烧炙煨炒、辛辣甜滑，皆在所忌。”所忌之理，在于老人阴虚多火，胃弱脾馁，移至痿证调理，亦为切用。

（2）断欲事：《临证指南医案·痿·邹滋九按》云：“盖肝主筋，肝伤则四肢不为人用，而筋骨拘挛。肾藏精，精血相生，精虚则不能灌溉诸末，血虚则不能营养筋骨。”纵欲，表现为阳的亢奋，其结果则是肝肾阴精的亏耗。倘不知自节，房劳过度，则阴精益亏而火益升，枯痿有加而难疗。邹氏此按，可资佐证。

《格致余论·恶寒非寒恶热非热病论》载：司丞叔，平生脚自踝以下常觉热，冬不可加棉于上，常自谓禀质壮不怕冷。丹溪曰：此足三阴之虚，宜早断欲事，以补养阴血，庶乎可免。叔笑而不答，年方五十，患痿半年而死。纵欲之害，由此可见一斑。

（3）忌燥热：香燥温热属阳，易助亢奋之火，与痿证病机相忤逆，故丹溪对燥热颇为审慎。《局方发挥》尝云："诸痿皆起于肺热，传入五脏，散为诸证，大抵只宜补养，若以外感风邪治之，宁免实实虚虚之祸乎！"

《格致余论·涩脉论》载：一中年患者，素嗜厚味，形丰体胖，性多忧怒。春患痰气，医以燥热香窜之剂，至四月间，两足痿弱，饮食减退。丹溪谓，热郁脾虚，发为痿厥，本属可治，但药邪太盛，又当夏令火旺之时，实难求生。一月后果死。丹溪载录此案，详叙燥热之弊，正是为了引起人们的高度重视。大凡痿证只宜清养，慢慢疏瀹，从缓图治，绝非温烈劫剂所宜。

综上所述，丹溪论治痿证，颇多特色，所倡调摄规范，既能愈疾，又能防患于未然，对痿证诊治贡献突出，厥功甚伟。张景岳是丹溪"阳常有余"论的反对者，但对其论痿的评价是充分肯定的，提出："痿证之义，《内经》言之详矣。观所列五脏之证，皆言为热，而五脏之证又总于肺热叶焦，以至金燥水亏，乃成痿证，如丹溪之论治，诚得之矣。"（《景岳全书·痿证》）

（三）调治痹证特色

朱丹溪在痹证的调治方面曾提出鲜明的主张，其论述对于临床治疗与调养都是大有裨益的。

1. 确立疏通法则

丹溪时代，《局方》盛行，于痿于痹，均主温燥。为纠时偏，丹溪设立了痿证专论，而于痹证则避用其名。其有关痹证的论述，更多地体现在他对痛风的论治上。

丹溪论治痹证，确立了"重在疏通"的治疗法则。对于阴血亏耗，内热已盛的，强调养血补虚；血亏内热，寒凉外困的，重视温行流散；讲究活血祛瘀，反对燥热劫阴，颇有见地。

（1）重视养血补虚：丹溪认为，痹证的主要发病因素在于阴血亏耗，内热已盛，故治疗的根本在于养血清热。《格致余论·痛风论》载录了三个病案，其中两个案例着重提及四物汤，另一案用潜行散。据虞抟《医学正传·痛风》所录“丹溪方法”介绍，潜行散系黄柏一味，酒浸曝干为细末，煎四物汤调下。还是配合采用了四物汤，这充分体现了丹溪的养血补虚治痹思想。

（2）重视温行流散：丹溪认为，痹证病变之本在于血亏内热，涉冷水、立湿地、扇取凉、坐卧当风等因素是其标，寒凉外困，热血由于寒困而瘀滞凝涩，促成痹证的发生。所以治疗中，在补养的同时，重视温通，借以解除困束之寒湿，其所说的“治法以辛热之剂，流散寒湿，开发腠理”（《丹溪心法·痛风》），意即在此。

（3）反对燥热劫阴：治痹虽说宜辛热流散，但痹证发病的主要因素在于“血受热已自沸腾”（《格致余论·痛风论》），故“辛热之剂”乃是权宜之计，绝非燥热劫药所宜。丹溪在“痛风论”中设答问形式，指出燥热之药，功能燥湿，病症轻浅者湿痰得燥则开，热血得热则行，可暂时取效。但燥热不能补养亏少之阴血，故病深血亏甚者，用燥热会使阴血愈加劫耗，病情愈加深重。《医学正传·痛风》中介绍的“丹溪曰”一段话也进一步表述了丹溪这一见解。原书谓：“因湿痰浊血流注为病，以其在下焦道路远，非乌附气壮不能行，故用为引经。若以为主治之，非惟无益，而有杀人之毒，此病必行气流湿舒风，导滞血，补新血，降阳升阴，治有先后。”此外，痹证病在血分经隧，病情顽固，治在迂缓，不能图速而燥热猛投。

（4）注重活血行瘀：痹证的发病在于“血受热已自沸腾”也罢，“热血得寒瘀凝涩”也罢，其病已深入血分，故丹溪在治疗上重视活血祛瘀的应用。在《格致余论·痛风论》所载治疗痛风的上述三个医案中，不仅重视养血补虚，还注重活血行瘀，如傅案以四物汤为基础，加用了桃仁、牛膝；朱案立法“和血疏气导痰”，以潜行散为基础，加用了桃仁、牛膝；鲍案是因“恶血入经络”“留滞隧道”，以四物汤为基础，加用了桃仁、红花、牛膝。三案桃仁、牛膝及红花之用，体现了其活血祛瘀的治疗主张。在《丹溪心法·痛风》中载有趁痛散一方，方中除桃仁、红花外，还用了乳香、没药、五灵脂，活血行瘀之力尤显，更具体地反映了丹溪治痹活血化瘀的学术特色。

在《格致余论·涩脉论》中，丹溪阐述了痹阻的发病机理。他认为：呼吸定息，脉行有定数，反映了人之血气运行。二十四脉，其状不一。涩脉多虚寒，亦有痼热为病者。其原因，“或因忧郁，或因厚味，或因无汗，或因补剂，气腾血沸，清化为浊，老痰宿饮，胶固杂糅，脉道阻涩，不能自行，亦见涩状。”由此可见，各种原因均可引起气血痹阻，出现诸如涩脉的症状表现，所以，治法在于疏通。

《丹溪治法心要·臂痛》论臂痛治疗，认为其病是上焦湿邪横行经络，治用二陈汤加苍术、香附、威灵仙、酒黄芩、南星、白术，用生姜煎服；病在左，属风湿，用柴胡、川芎、当归、羌活、独活、半夏、苍术、香附、甘草；病在右，属痰湿，用南星、苍术之类。强调了“湿”在痹证发病中的影响，以及祛湿的治疗作用。

在《丹溪手镜》和《脉因证治》中，有痹证专篇。两者均承袭了《内经》论痹观点，从风、寒、湿立论，强调祛风寒，行痹阻。如《丹溪手镜·痹》论：风寒湿三气合而成之，寒气胜为痛痹，寒则阴受之，故痛而夜甚；湿气胜者为着痹，着于肌肉不去；风气胜者为行痹，风则阳受之，走经而且甚。脉迟则寒，数则热，浮则风，濡则湿，滑则虚。治风寒痹用附子汤，治五痹拘挛用忍冬藤膏。

2. 创立有效名方

《丹溪心法·痛风》中，丹溪创有上中下痛风方、二妙散、趁痛散等治疗痹证处方，颇多效验，为古今医家推崇的千古名方。

（1）上中下痛风方：本方在《丹溪心法》《金匮钩玄》《丹溪治法心要》等书中均有记载。该方由苍术、南星、黄柏、防己、川芎、羌活、白芷、威灵仙、桂枝、桃仁、红花、龙胆草、神曲组成，功效在于祛风湿，化痰瘀。丹溪立论，痛风是因血热而又感外寒、湿邪，血凝气滞，经络不通，以致四肢百节、上中下走痛。方以苍术、黄柏清热燥湿，防己除湿行水，羌活、威灵仙祛百节之风，桂枝横行手臂、温经通络，白芷祛头面风，川芎引血中之气，桃仁、红花活血行瘀，南星祛经络骨节之痰，龙胆草泻肝经之火，神曲理中焦脾胃之气。诸药相合，既能散风邪于上，又能泻热渗湿于下，还可以活血化痰，消滞和中，对上中下之痛风病症颇为有效。《当代名医临证精华·痹证专辑·刘赤选》载：痹证的论治，风寒湿痹者不离祛风、散寒、利湿、通络，风热湿痹者当疏风、清热、利湿、通络；病延日久不愈，要注意调补气血，或补肝肾健脾，或祛痰化瘀。总的治则是补助真气，宣通络脉，使气血流通，则痹自愈。着痹当除湿通络，以上中下痛风方加减。肯定了其方对痹证的治疗作用。

（2）二妙散：《丹溪心法·痛风》载："二妙散治筋骨疼痛因湿热者，有气加气药，血虚者加补药，痛甚者加生姜汁，热辣服之。黄柏（炒）、苍术（米泔浸，炒）。上二味为末，沸汤入姜汁调服。二物皆有雄壮之气，表实气实者，加酒少许佐之。若痰带热者，先以舟车丸，或导水丸、神芎丸下伐，后以趁痛散服之。"丹溪所说的"筋骨疼痛因湿热者"，实际上就是湿热痹证，强调了二妙散的治疗作用。湿热致痹，多由风寒湿三邪郁久化热，或因素体热盛，感邪后邪从热化，常见症状有关节疼痛，灼热红肿、发热、口渴、烦闷不安、小便短黄、苔黄燥、脉滑数等，治疗上当以清化湿热为主。二妙散由黄柏、苍术二药组成，方中黄柏苦寒，寒以清热、苦以燥湿；苍术苦温，善能燥湿，二药相伍，合而成清热燥湿之剂，最宜于采用。丹溪弟子虞抟在二妙散的基础上，加牛膝，命名三妙丸。牛膝能领诸药下行达病所，对治疗下焦湿热之证较适宜。三妙丸的基础上益以薏苡仁，即四妙丸，清热利湿的作用更强，于湿热痹证尤为相宜。

（3）趁痛散：方见《丹溪心法·痛风》，由乳香、没药、桃仁、红花、当归、地龙（酒炒）、牛膝（酒浸）、羌活（酒浸）、甘草、五灵脂（酒淘）、香附（童便浸）等组成，使用时，或加酒芩、炒酒柏。一并为末，酒调服二钱。与上中下痛风方比较，都用了桃仁、红花、羌活、黄柏，注重活血行气。差异在于本方加用了乳香、没药、当归、地龙、牛膝、五灵脂等大队活血药，并以酒送服，祛瘀之功显著，适宜于痹证日久，血分瘀阻者；上中下痛风方则配用了南星、苍术、川芎、白芷、防己、龙胆草、桂枝等祛湿行气药，理气之功偏长，适宜于痹证气血兼病而偏于气分，经络之气阻滞者。在《倡导养阴的朱丹溪》一书中有评价：趁痛散功能活血化瘀止痛，主治痛风、历节痹痛，证属血瘀兼见热象者。其方乳香、没药、桃仁、红花、五灵脂、牛膝活血消瘀，当归和血，香附理气，地龙通络，羌活胜湿，甘草和诸药，或加芩、柏清热，合为活血化瘀、理气清热止痛之剂，对痛风、历节痹痛，痛久瘀阻络道者，用之甚合宜。

3. 倡导合理调养

丹溪对痹证的调养，从其“血虚受热，其血已自沸腾，或加之涉水受湿，热血得寒，瘀浊凝滞，不得运行”（《格致余论·痛风》）的发病机理来认识，以及“更能慎口节欲，无有不安”（《医学正传·痛风》）的告诫来分析，可以概括出避寒湿、慎饮食和节色欲的三大调养特色。

（1）避寒湿：“涉水受湿，热血得寒”，是痹证发病的重要诱因，既已病痹，就当注意避免寒邪、水湿的伤害，以免加重病变，不利康复。为避免寒邪、水湿伤害，患者要密切注重天气变化，随时增添衣服以防受寒，勿坐卧湿地，勿当风露宿。居家逢湿度高时，注意除湿，可用石灰洒于墙边屋角，以吸收潮气。天晴时宜打开门窗，以通风祛湿。在潮湿环境工作者，要及时擦干身体，还要勤换干燥衣服，并宜按摩肌肤，以祛寒湿。当然，从现今角度来看，除湿机、空调器能起到有效的除湿作用，均可采用。

（2）慎饮食：在饮食方面，丹溪强调了慎食肥甘厚味。《医学正传·痛风》记载的丹溪语录就指出，不可食肉，肉属阳，能助火。素有火盛者，小水不能制，若食肉厚味，下有遗溺，上有痞闷，须将鱼腥、面酱、酒醋皆断去。因为肉类厚味性热助阳，会加重“血虚受热”这一痹证病机，于康复是不利的，故力倡忌口。另外，肉类厚味会伤害脾胃运化功能，脾运失健，食而不化，不惟水谷精微难以吸收，还会酿生湿热，壅阻气机，变生遗溺、痞闷病症。肉、鱼，只是举例而已。针对痹证“血虚受热”的发病机理，举凡性热的红参、鹿茸、附子等药物和大蒜、葱、韭菜类食物，均以不吃或少吃为好。其他如阿胶、熟地黄、桂圆肉、甲鱼、鳗等滋腻壅补药物、食物，以及坚硬、生冷食物，会妨碍脾胃的运化功能，也应慎食。

（3）节色欲：节色欲的意义，在于精神内守，保养真气，使精血充盈，肌肉经脉筋骨得以充养。丹溪在《相火论》中指出，心为君火，肝肾内寄相火，外物感之，情欲内起，肝肾相火翕然而起，暗自走泄。声色感于心，会耗损肝肾阴精，戕伤真气。而房事不节，竭精而战，更会直接造成精血的损伤，加重“血虚受热”病机，于痹证的康复是大为不利的。故此，痹证患者，要特别注意收心养性，节制色欲，尤其是急性发作期，以暂远房帷为好。

（四）噎膈证治心法

朱丹溪对噎膈的认识和诊治比起前辈医家有长足的进步，现总结其证治心法如下。

1. 病因病机

丹溪基于其气血痰郁火的理论认识噎膈的病因病机。无论内伤外感，俱可使气血运行失常，“或因些少饮食不谨；或外冒风寒；或内感七情；或食味过厚，偏助阳气，积成膈热；或资禀充实，表密无汗；或性急易怒，火炎上以致津液不行，清浊相干，气为之病”（《局方发挥》）。尤其火热之伤，“气得炎上之化，有升无降，熏蒸清道，甚而至于上焦不纳，中焦不化，下焦不渗，展转传变”（《局方发挥》），以及“气血两亏，痰客中焦，妨碍升降，不得运用”（《格致余论》），“痰挟瘀血，遂成窠囊”（《丹溪心法》），均可酿生噎膈。丹溪详细阐述了噎膈病机特点：“其始也，胃液凝聚，无所容受；其久也，脾气耗散，传化渐迟；积而久也，血液俱耗，胃脘干槁。其槁在上，近咽之下，水饮可行，食物难入，间或可入亦不多，名之曰噎；其槁在下，与胃为近，食虽可入，难尽入胃，良久复出，名之曰膈，亦曰反胃，大便秘少，若羊矢然。名虽不同，病出一体”（《局方发挥》）。概括而言，积热挟痰，瘀血凝滞，津血枯槁，是噎膈的基本病机，《金匮钩玄》称膈噎乃反胃之渐，分血虚、气虚、有热、有痰四种证型：血虚者，脉必数而无力；气虚者，脉必缓而无力；气血俱虚者，则口中多出沫，但见沫大出者，必死；有热者，脉数而有力；有痰者，脉滑数。这也是判断预后的重要依据。《金匮钩玄》言：“粪如羊屎者断不可治，大肠无血故也。”就是依此来判断预后。

2. 治法方药

据此病机认识，养血润燥就成为本病首要治法，《局方发挥》提出，“夫噎病生于血干。夫血，阴气也，阴主静，内外两静，则脏腑之火不起而金水二气有养，阴血自生，肠胃津润，传化合宜，何噎之有？”血虚用药以四物汤为主，加陈皮、桃仁、红花、甘草；兼气虚者，则以四君子汤为主。

其次是理气导痰，《金匮钩玄》云：“有气滞结者，通气之药皆可用也。”导痰用二陈汤为主，无论血虚、气虚、有热，兼痰必用童便、竹沥、姜汁、牛羊乳。《丹溪心法·翻胃》则用“韭菜汁二两，牛乳一盏，用生姜汁半两和匀，温服效”，以韭菜汁消膈下瘀血，牛乳润燥补虚，佐以姜汁下气化痰和胃，配合甚为得当。

《金匮钩玄》还载有治反胃方：马剥儿烧灰存性，一钱重，好枣肉、平胃散二钱，温酒调服，食即可下。然后随病源调理，神效。

以上病机认识也决定本病禁忌燥热，《金匮钩玄》云：“大不可用香燥之药，服之必死。”此外必须谨身调养，《局方发挥》引用张鸡峰的话“噎当是神思间病，唯内观自养可以治之，病人必须谨身自爱”，《金匮钩玄》则提出“宜薄滋味”。

3. 医案举隅

案 1：东阳王仲延遇诸途，来告曰：我每日食物必屈曲自膈而下，且硬涩作微痛，它无所苦，此何病？脉之，右甚涩而关尤沉，左却和。予曰：污血在胃脘之口，气因郁而为痰，此必食物所致，明以告我。彼亦不自觉。予又曰：汝去腊食何物为多？曰：我每日必早饮点剁酒二三

盏逼寒气。为制一方：用韭汁半银盏，冷饮细呷之，尽韭叶半斤而病安。已而果然。(《格致余论》)

案2：丹溪治一人，咽膈间常觉有物闭闷，饮食妨碍，脉涩稍沉，形色如常。以饮热酒所致。遂用生韭汁，每服半盏，日三服，至二斤而愈。(《名医类案·噎膈》)

按：二案均饮酒致病，脉涩而胸膈满闷，饮食不利，断为污血在胃脘之口，《名医类案》云："皆滞血致病，而涩脉应之，乃噎膈之渐也。"《本草衍义补遗》谓：韭"研取其汁，冷饮细呷之，可下膈中瘀血，甚效。"《金匮钩玄·心痛》谓："凡治病，必须先问平日起居如何，假如心痛有因平日喜食热物，以致血流于胃口作痛，用桃仁承气汤下之，切记！轻者用韭汁、桔梗，能开提气，血药中兼用之。"可结合看待。噎膈之渐，病轻而药简功专，故收效甚捷。

案3：台州一匠者，年近三十，勤于工作，而有艾妻，且喜酒。其面白，其脉涩，重则大而无力。令其谢去工作，卧于牛家，取新温牛乳细饮之，每顿进一杯，一昼夜可饮五七次，尽却食物，以渐而至八九次，半月大便润，月余而安。然或口干，盖酒毒未解，间饮甘蔗汁少许。(《名医类案·噎膈》引丹溪案)

按：同为涩脉，因重按大而无力，且勤于工作又有艾妻，故从虚着眼，专用牛乳濡泽枯槁，养血润肠而愈。前引《丹溪心法·翻胃》治法有用韭菜汁、牛乳、生姜汁和匀温服的。案1、2即以韭菜汁消膈下瘀血，而本案则以牛乳润燥补虚，各有所重。

案4：一人不能顿食，喜频食。一日，忽咽膈壅塞，大便燥结，脉涩似真脏脉。喜其形瘦而色紫黑，病见乎冬却有生意。以四物汤加白术、陈皮浓煎，入桃仁十二粒研，再沸饮之，更多食诸般血以助药力。三十帖而知，至五十帖而便润，七十帖而食进，百帖而愈。(《名医类案·噎膈》引丹溪案)

按：民间有以鹅、鸭血治噎膈者，取其推陈致新、养血润肠的作用，丹溪以"诸般血以助药力"，正取法于此。余药则养血化瘀、益气理气之常规。

（五）老年疾病防治经验

朱丹溪对老年疾病防治甚为关注，在《格致余论》一书中，有《养老论》《茹淡论》《阳有余阴不足论》《饮食色欲箴序》等篇阐述老年养生和论治心法，对后世研究老年疾病防治影响颇大。现就丹溪对老年疾病防治的经验和影响探讨如下。

1. 保养阴精延衰老

衰老是人类生理过程的必然趋势，寻求有效的延缓衰老方法以期达到健康长寿是人们所渴求的美好愿望。中医学衰老学说可谓众说纷纭，主要有肾虚衰老说、脾胃虚弱衰老说、津液不足衰老说、血瘀衰老说、肠胃郁滞衰老说等。对于人体衰老，丹溪有较为深入的认识，将衰老的原因归于肾阴之亏，精血俱耗，认为“人身之阴，难成易亏，六七十后，阴不足以配阳”（《格致余论》）。人的阴精在青壮年期处于充盈状态，“男子十六岁而精通，女子十四岁而经行”（《格致余论》），但旺盛时间较短，“男子六十四岁而精绝，女子四十九岁而经断”“阴气之成，止供给得三十年之视听言动”（《格致余论》），大部分时间里处于不足的状态。基于这一基本观点，丹溪在《养老论》指出：“人生至六十、七十以后，精血俱耗”，阴气亏虚，而致他证丛生，“目昏目眵，肌痒溺数，鼻涕牙落，涎多寐少，足弱耳聩，健忘眩运，肠燥面垢，发脱眼花，久坐兀睡，未风先寒，食则易饥，笑则有泪，但是老境，无不有此。”十分生动地描述了人体衰老的病态表现，也充分说明精血亏虚是人体衰老的重要原因。如果善于摄养保存阴气精血，就可以延缓衰老，故丹溪极为重视阴精的摄养之法和延缓衰老的作用，提出慎色欲以保其精，健脾胃以养其阴等法。而对于阴亏血少的老人，强调防风、半夏、苍术、香附之药不敢多用，乌附丹剂更是不可妄用。并根据五行相生相克的原理，提出不同时节的养阴大法。如五月属午，是火旺之时，火克金，故肺金虚衰，而六月属未，是土旺之时，土克水，土旺则水衰。所以，夏月正当“火土之旺”，强调保养肾水和肺金以补其不足。因此，丹溪有关阴精与衰老的论述为延缓衰老提供了很好的研究思路。有学者从肾阴虚是人体衰老的根本原因出发，研究滋肾阴中药对老年人常见的神经退行性疾病的防治作用，发现滋阴药有一些共性，它们都不属于单纯的对症治疗，而是能改善神经退行性病变，而且都和调动机体抗病能力有关，为临床应用滋养肾阴延缓衰老提供了依据。

2. 痰湿为患治其本

痰湿是由于水液内停而凝聚所形成的病理产物，丹溪提出“百病中多有兼痰”的观点。他在《格致余论》中认为其成因“或因忧郁，或因厚味，或因无汗，或因补剂，气腾血沸，清化为浊”，并进一步提到“痰客中焦，妨碍升降，不得运用，以致十二宫各失其职”，强调痰浊主要是通过影响全身气机而致病，而气机的升降浮沉，是以脾胃为枢纽。老人大多脾胃虚弱，脾不升清则不能转输水谷精微和水液，胃弱不降则不能使饮食下行，将初步消化后的水谷精微物质移交小肠，而导致痰湿内生。同时老年人“阴亏性急，内虚胃热则易饥思食，脾弱难化则食已而再饱，阴虚难降则气郁而成痰”，更易致使痰浊内生。《丹溪心法》记载，诸多老年常见疾病，如中风、眩晕、头痛、积聚、内伤、咳喘、耳聋、手木、伤食等，其发生演变均与痰浊有密切联系。丹溪认为，治痰的根本是节制饮食，奉养脾胃。在内伤疾病夹痰时，是“以补元气为主，看其所夹之病而兼用药”“夹痰以补中益气汤，多用半夏、姜汁以传送”，必用“人参、黄芪、白术”“治痰法，实脾土、燥脾湿，是治其本”。推荐用二陈汤，“脾虚者，清中气，二陈加白术之类，中焦有痰与食积，胃气赖其所养，卒不便虚，若攻之尽则虚矣”（《格致余论》）。《养老论》记有医案一则：丹溪的母亲七十岁时，虽然素有痰饮内盛，因自己比较重视调养，身体一直还较健康。但时常有大便燥结的症状，将牛奶、猪油和入糜粥中一起服食，多能暂时觉大便滑利易下，但终究还存在腻物积于体内太多的情况。所以，第二年夏天就突然发作胁疮，一连几天都不好。丹溪看到母亲生病非常痛苦，苦苦思索如何节养脾胃，后得一方。以参、术为君，牛膝、芍药为臣，陈皮、茯苓为佐。春加川芎；夏加五味、黄芩、麦冬；冬加当归身，倍生姜。主要通过用参术等补养脾胃以生气血，并随天气变化而加减，后来其母就渐渐大便通畅，面色光泽，胁疮痊愈。

3. 六郁致病重调气

人体的阴阳升降、血脉的运行、营卫的转运、五脏六腑的相生相养，都来源于气的运动。丹溪源于《素问》等经典论著而创立“六郁”学说，即气郁、湿郁、热郁、痰郁、血郁、食郁，并创制了越鞠丸以统治六郁。郁者，滞而不通，“郁证”理论的提出对老年病的防治具有重要指导意义。老年人素有脾胃虚弱，水谷精微运化失司而内生痰湿，成为湿郁、痰郁；痰湿蕴积日久化热，或阴亏阳亢，或胃虚食冷物，抑遏阳气而生热，或感受外界火热之邪，则成热郁；劳倦内伤，胃气亏虚，饮食不节，食积停滞胃肠，则成食郁；耗伤心脾，气血不足，静坐少动，血行迟缓，则成血郁；易伤七情，肝气郁滞，则生气郁。以上所述，皆可为老年人“六郁”发病的基本根源。此外，由于老年患者气血精液已亏，病性复杂多变，病势常迁延缠绵难愈，导致气郁、湿郁、痰郁、热郁、血郁、食郁这“六郁”间相互胶着为病，相互传变，难舍难分。故老年人“六郁”致病，有病情多变、寒热错杂、虚实夹杂、经久不愈的众多特点。针对“六郁”致病的复杂性，丹溪指出通过治气、调理脾胃气机来把握论治核心。他认为“善治痰者，不治痰而治气，气顺则一身之津液亦随气而顺矣”（《丹溪心法》）。而中焦脾胃气机的失常是“郁证”的重要原因之一，“凡郁在中焦，以苍术、抚芎开提其气以升之”（《丹溪心法》）。脾胃受纳运化功能正常，升降相宜，能从整体上调节脏腑气机运动，保全周身。《古今医案按》记载丹溪医案一则：丹溪治一个老妇人，她平素心情抑郁多怒，大便下血十多年，饮食减少，形体困倦，心悸，脸色比较暗像烟熏，早上起床时脸有点浮肿。脉左浮大虚甚，久取涩滞不匀，右脉沉涩细弱，寸沉欲绝。丹溪认为该患者是心情抑郁多怒，导致气郁生痰，阻塞脉道，心血亏虚不能荣养所致，认为“非开涎不足以行气，非气升则血不归隧道”。首剂用二陈汤加红花、升麻、黄芪、当归、黄连、青皮、贝母、泽泻、酒芍药、附子治疗。四天后，便血止而病愈。

综上所述，丹溪对老年疾病防治的发展颇有贡献，其诸多的养生防衰的理论观点和治疗老年疾病的临床经验，时至今日仍然具有很大的实用价值和借鉴作用，值得我们进一步深入挖掘和研究。

（六）妇科病经验钩玄

朱丹溪在妇科病的治疗上亦卓有成就，兹探讨如下。

1. 运用其学术思想，主导妇科病辨治

“阳有余阴不足论”“相火论”“怫郁致病论”和“湿热观”等是丹溪的主要学术思想和观点，也是他主导临床实践的重要理论依据，这在其治疗妇科病中有着充分体现。《局方发挥》设问答形式，阐述养血护阴是治疗妇科病的要法。然有人却提出质问：“妇人一门，无非经候、胎产、带下，用药温暖，于理颇通，吾子其无忘言乎？”丹溪解释说：“妇人以血为主，血属阴，易于亏欠，非善调摄者，不能保全也。”并以《局方》神仙聚宝丹为例，认为是方辛香燥热，宜于“血海虚寒”之证，若欲以一方通治胎前产后和积块坚癥、赤白崩漏诸疾，“服者无不被祸”“及至变生他病”。且举病案以为佐证：“余侄女形色俱实，以得子之迟服此药，背上发痈，证候甚危。余诊其脉，散大而涩，急以加减四物汤百余帖，补其阴血，幸其质厚，易于收救，质之薄者，悔将何及！”还对时医产后妄施《局方》黑神散、当归建中汤、四顺理中汤等温热方药予以严厉批驳，强调了养血护阴的重要性。这无疑是丹溪以“阳有余阴不足论”主导其妇科临床的具体体现。

在“怫郁致病论”的主导下，丹溪对妇科病十分重视气血痰郁的辨治，特别是对其病因，常责之于气血郁结，痰湿阻滞，治法重视调理气血，导痰祛湿，并创制六郁汤、越鞠丸名方，在妇科广为应用。受其影响，张石顽在《张氏医通》中说：“郁证多缘于志虑不伸，而气先受病，故越鞠、四七始立也。然郁证多患于妇人，《内经》所谓二阳之病发心脾，及思想无穷，所愿不得，皆能致病，为证不一，或发热头痛者有之，喘嗽气乏者有之，经闭不调者有之，狂颠失志者有之，火炎失血者有之，骨蒸劳瘵者有之，䘌疽生虫者有之。治法总不离乎逍遥、归脾、左金、降气、乌沉、七气等方，但当参究新久虚实选用，加减出入可也。”张氏这段论述，显然是对丹溪“怫郁致病论”的重要发挥，其在妇科临床上很有实用价值。

再者，丹溪以“相火论”主导妇科临床，更是显而易见。如《格致余论》尝谓：“相火易起，五性厥阳之火相扇，则妄动矣，火起于妄，变化莫测，无时不有，煎熬真阴，阴虚则病，阴绝则死。”又说：“主闭藏者，肾也，司疏泄者，肝也，二脏皆有相火。”而妇女以“肝为先天”，冲任两脉皆隶属肝肾，是以肝肾相火妄动，经、带、胎、产诸疾，由是作矣。如《丹溪手镜》论述崩漏病因时说：“由脾胃有亏，下陷于肾，与相火相合。”“由肾水真阴虚，不能镇守胞络相火，故血走而崩。”故丹溪治疗妇科疾患，注重滋阴养血，清热制火，四物汤加龟甲、黄柏之类方药，屡用不鲜，历验不爽。

2. 月经病证重调气，血有所统厥疾瘳

丹溪认为，大凡月经病证，多由气血失调所致，而气为血之帅，血为气之配，故气机紊乱更是致病的关键，《格致余论》有谓：“血为气之配，气热则热，气寒则寒，气升则升，气降则降，气凝则凝，气滞则滞，气清则清，气浊则浊。”《丹溪治法心要》论治月经病时也说：“经水，阴血也。阴必从阳，故其色红，禀火色也。上应于月，其行有常，名之曰经。为气之配，因气而行。成块者，气之凝；将行而痛者，气之滞；错经妄行者，气之乱；紫者，气之热；未及期而作痛者，亦气滞也。”由是观之，丹溪是将气机失调置于月经病病因的首位。基于此，他在调理气血时，常调气重于调血，诚如其传人戴原礼所说：“调经养血，莫先调气。”试观所用方药，行气常用制香附、延胡索、枳壳、木香之属，如治经事过期不行，方由延胡索、香附、枳壳三味组成；月水不通，药取厚朴三两，水三升，煎一升，分三服；经候行先腹痛，《局方》七气汤送来复丹半帖。至于补气之药，人参、黄芪恒多取用，如治崩漏“因劳者，用参芪升补药”。

3. 产前宜凉重清热，黄芩白术效堪夸

“产前当清热养血”，这是丹溪治疗妊娠病的基本法则。其用药推崇黄芩、白术。《丹溪心法》尝谓：“产前安胎，白术、黄芩为妙药也。

条芩，安胎圣药也。俗人不知，以为害而不敢用，反谓温热之药可养胎，殊不知产前宜清热，令血循经而不妄行，故能养胎。”其所载方剂，按逐月养胎之法，孕后八月用束胎丸（黄芩、白术、茯苓、陈皮）；第九个月，药用黄芩、白术、枳壳、滑石。又载安胎方：白术、黄芩、炒面（一作“曲”）。

《金匮要略·妇人妊娠病脉证治》载当归散，谓“妇人妊娠，宜常服当归散主之。”方由白术、芍药、川芎、当归、黄芩组成，功擅清热养血安胎。丹溪治疗产前病证习用黄芩、白术，无疑效法此方，确有渊源也。后世“胎前宜凉”之说，与此亦不无关系。

丹溪在《格致余论》中记述其验案及感悟：贾氏妇，但有孕至三个月左右必堕，诊其脉，左手大而无力，重取则涩，知其少血也。以其妙年，只补中气，使血自荣。时正初夏，教以浓煎白术汤下黄芩末一钱，服三四十帖，遂得保全而生。因而思之，堕于内热而虚者，于理为多，曰热曰虚，当分轻重，好生之工，幸毋轻视。按此例颇似现代医学所称的“习惯性流产”，丹溪诊断其“堕于内热而虚”，投以白术、黄芩而获卓效，值得玩味，可师可法。

4. 因痰致病广而多，二陈导痰巧施治

如前所述，丹溪对妇科病十分重视气血痰郁的辨治，其中对痰在妇科发病学上的意义和从痰论治在妇科病上的作用，他有足够的认识和实践体会。对其治疗，他提出“治痰法：实脾土，燥脾湿，是治其本也”。治痰方药，推崇二陈、导痰诸方，药如陈皮、半夏、茯苓、南星、姜汁、竹沥之属。《金匮钩玄》称“二陈汤一身之痰都能管，如在下加下引药，如在上加上引药”，这些见解和用药经验，贯穿在妇科病的辨治上。如治疗月经病证，认为色淡过期者，乃痰多也，二陈汤加川芎、当归；痰多占住血海地位，因而下多者，目必渐昏，肥人如此，南星、苍术、香附、川芎，作丸服；躯肥脂满经闭者，导痰汤加芎、连，不可服地黄，泥膈故也；对带下的治疗，提出痰气带下者，苍术、香附、滑石、蛤粉、半夏、茯苓；对不孕症的治疗，认为肥盛妇人不能孕育者，以其身中脂膜闭塞子宫，而致经事不能行，可用导痰汤之类；对恶阻的治疗，认为肥者有痰，多用二陈汤。或白术为末，水丸，随所好，或汤或水下。程充说："丹溪治病，以痰为重。"（《丹溪心法·痰》）洵为至当之评。兹摘录其案例一则以资佐证："一妇人，白带兼痛风，半夏、茯苓、川芎、陈皮、甘草、苍术（米泔浸）、南星、黄柏（酒洗晒干）、牛膝（酒洗）。"按此例虽未指出其病因，但从处方用药来看，系二陈汤合二妙散加味。于此可见丹溪重视从痰论治的一斑。

5. 善用民间单验方，简便廉验勿轻视

善于吸取民间单验方，广泛应用于临床，这也是丹溪学术特色之一。翻开《丹溪心法》《金匮钩玄》《脉因证治》《丹溪治法心要》《丹溪手镜》诸书，其广征博采民间单验方，可谓目不暇接，比比皆是。

如治血崩，急则治其标，白芷汤调百草霜。甚者，棕榈皮灰。或用荆芥散，取荆芥穗，于灯盏多著灯心，好麻油点灯，就上烧荆芥焦色，为末，每服三钱，童便调下。

治白带，用椒目末，又用白芷。一方用狗头骨，烧灰存性，或酒调服，或入药服之。又方用五灵脂半生半熟为末，以酒调服。

益母草，即茺蔚子，治产前产后诸病，能行血养血；治产后血晕，用韭叶细切，盛于有嘴瓶中，以热醋沃之，急封其口，以嘴塞产妇鼻中，可愈眩晕；催生如圣散，用黄葵花不以多少，焙干，为末，热汤调下二钱，神妙；又方：蛇蜕一条，蚕脱纸一张，入新瓮中，盐泥固脐，烧存性为末，煎榆白皮调下一钱，三服觉痛便产。

其他如治产后乳汁不通，用通草、猪蹄，煎服；断乳用麦蘖（麦芽）二两，炒研细末，清汤调下，作四服。

举凡这些，大多是来自民间的单验方，符合简便廉验的原则，临床可择善而用，未可小视。

（七）治疗产后病经验刍议

朱丹溪学验俱丰，又善创新，其在产后病辨治及用药方面有着独到见解。

1. 大补气血为先

妇人临产，气血大损，故而产后之体多气血偏虚。丹溪洞彻其本，在《丹溪心法》中提出“产后无得令虚，当大补气血为先，虽有杂证，以末治之”和“凡产后有病，先固正气”的产后辨证施治心法，此等语脍炙人口，传颂甚广，深得后世医家之推崇。丹溪历举：“产后中风，切不可作风治，必大补气血为主，然后治痰，当以左右手之脉，分其气血多少而治。”“产后中风，口眼㖞斜，切不可服小续命汤。”“产后水肿，必大补气血为主，小佐苍术、茯苓，使水自利。”“产后发热恶寒，皆属血虚。左手脉不足，补血药多于补气药。”认为此类病证，“皆是气血虚”之故，治疗多以大补气血为法，至今仍值得借鉴。当然，丹溪并非厚补废攻者，其在《局方发挥》对产后诸病的治疗，指出“或有他症，当求病起何因，病在何经，气病治气，血病治血，寒者温之，热者清之，凝者行之，虚者补之，血多者止之”。说明他同样坚持辨证论治的原则，并非单纯拘泥于大补气血而不变更。

2. 祛瘀生新为要

诚然，丹溪认为产后之体多属气血偏虚，但也强调瘀血滞留是新产致病的重要病机之一。《丹溪心法》谓“恶寒发热腹痛者，当去恶血”，并设有产后消血块方、独行丸、清魂散、黑神散等活血祛瘀之方剂。由是观之，丹溪注重审察产后积瘀之有无，对瘀血留滞者，着重活血祛瘀，如用血竭、没药、滑石为末，或用血竭、五灵脂为末，以消产后血块；又用五灵脂、香附为末以治产后恶露不尽、少腹作痛；更有单味五灵脂为末，酒或姜汤送服以治产后血晕、血冲心动者。其重视祛瘀生新之法，跃然纸上。后世医者习用生化汤（当归、川芎、甘草、炮姜、桃仁）治疗产后病证，不能不说是深受朱丹溪的影响。

3. 勿发表而致虚

《丹溪心法·产后》云：“一切病多是血虚，皆不可发表。”又云：“产后大发热，必用干姜。轻者用茯苓淡渗其热，一应苦寒并发表之药，皆不可用。”盖发表必作汗，《内经》云脱血者无汗，产后血脱，误汗可招致发痉，岂可不慎！丹溪曾指出：“此热非有余之热，乃阴虚生内热耳。故以补阴药大剂服之……干姜能入肺，和肺气，入肝分，引血药生血。然不可独用，必与补阴药同用。”此时用干姜配熟地黄、当归、白芍等阴阳合用，意在阳中求阴，阴血生，则可摄纳浮阳，虚热自退。

4. 不可妄用热药

产后气血亏损，百脉空虚，确宜温补。但仍当分清寒热、明辨虚实而治，绝不能墨守“产后宜温”之说，统而论之。有鉴于此，丹溪反对有些人治产后病不讲辨证，一味使用黑神散一类的热药。他在《局方发挥》中批评时人滥用《局方》妇科方，使有的无病产妇饱受辛燥耗血和逐瘀伤血之弊。“初产之妇，好血已亏，瘀血尚存，黑神散非要药欤？……余曰：彼黑神散者，用干姜、当归之温热，黑豆之甘热，地黄之微寒，以补血之虚；佐以炒蒲黄之苦，以防出血之多；芍药之酸寒，有收有散，以为四药之助；官桂之大辛热以行滞气、推凝血；和甘草之缓，其为取用，似乎精密。然驱逐与补益，似难同方施治，设有性急者、形瘦者，本有怒火者，或夏月分娩者，有虚火内生或外热内侵者等不可泛泛而用。”考虑现今之妇女产前多已补养过多，易生内热，产后又急急进补，若再偏重温热补剂，则必犯虚虚实实之戒。故丹溪主张产后不可妄用热药，对于指导现今产后病的临床用药仍具有实际意义。

5. 用药务须谨慎

《局方发挥》云：“至哉坤元，万物资生，理之常也，初产之妇，好血未必亏，污血未必积，脏腑必未寒，何以药为？饮食起居，勤加调护，何病之有？诚有污血体怯而寒，与之数帖亦自简便。或有他病，当求病起何因，病在何经。气病治气，血病治血。”可见丹溪认为，妇女生育乃理之常，提倡产妇饮食起居要勤加调护，即可预防产后病的发生。同时强调产后用药不可一概而论，泛泛而用，若产妇无血亏血积之证，又何以乱投药石。我辈受此启发，觉悟到产后妇女可不必囿于常规服用生化汤类药物的俗套。

总之，丹溪在产后用药上经验宏富，颇多发挥和创新，这些经验均反映于其著作中，足供我们深入研究和运用。

（八）治疗瘟疫经验精华

中医治疫，源远流长，回顾中医药学的发展历史，从某种意义上来说，也是一部与疫病作斗争并积累了宝贵经验的历史。借鉴古人有关疫病的理论和治疗方法，这对今天防治急性传染病无疑有着重要的作用。朱丹溪提出的“宜补、宜散、宜降”治疫三大治法，确是治疗瘟疫的精华。

《丹溪心法》载：“瘟疫，众人一般病者是，又谓之天行时疫。治有三法，宜补、宜散、宜降。热甚者，加童便三酒盅。入方：大黄、黄连、黄芩、人参、桔梗、防风、苍术、滑石、香附、人中黄。上为末，神曲糊丸，每服六七十丸。分气血与痰作汤使，气虚者四君子汤，血虚者四物汤，痰多者二陈汤送下，热甚者童便下。”此方《医学入门》称其为“人中黄丸”，主治“春夏秋冬疫疠”；《张氏医通》也说治“温疫诸热毒”。此外，《济阳纲目》《杂病源流犀烛》等书亦引用本方治疗瘟疫，足见其影响之深远。对其方义，《张氏医通》解释说：“此方专以伊尹三黄，大解湿热疫疠之邪；其奥妙全在人中黄一味，以污秽之味，同气相求，直清中上污秽热毒；合滑石、益元之制，则兼清渗道；用苍术、香附者，宣其六气之郁也；用桔梗者，清其膈上之气也；用防风者，开其肌腠之热也；十味去邪散毒药，不得人参鼓舞其势，无以逞迅扫之力也；用神曲为丸者，取其留中而易化也。”人中黄丸是丹溪治疫“宜补、宜散、宜降”治法在制方上的具体运用，突出体现了扶正与祛邪是治疫的两大法门，尤其是将“给邪以出路”理论和经验贯穿在本方之中，很值得效法和研讨。

丹溪所说的“宜补”，诚然是建立在《内经》“邪之所凑，其气必虚”“正气存内，邪不可干”预防医学名论基础上的，同时还有鉴于疫病演变过程中正邪相争所出现的正胜邪退、正不胜邪等病理变化，于是将扶正固本放在重要地位，这是不无道理的。再者，丹溪又吸取了前贤治疫名方如《小儿药证直诀》人参败毒散（柴胡、前胡、川芎、枳壳、羌活、独活、茯苓、桔梗、人参、甘草）等的组方特点，创制了人中黄丸。方用人参者，意在扶助正气，并能促进祛邪之药发挥作用，诚如《张氏医通》所说："十味去邪散毒药，不得人参鼓舞其势，无以逞迅扫之力。"可见其组方之严谨，用药之奥妙。当然，若疫邪炽盛而见纯实之证时，人参似可不必，以免犯"虚虚实实"之弊。

再说"宜散、宜降"，这是秉承《内经》"其有邪者，渍形以为汗；其在皮者，汗而发之""其实者，散而泻之""其高者，因而越之；其下者，引而竭之"的旨意，指导疫病的治疗。"散"与"降"两法，集中体现了丹溪治疫高度重视祛除病邪，目的在于给邪以出路。试观人中黄丸，方中既有防风、桔梗之宣散，使邪从汗解；又有滑石之渗利，俾邪随小便而出；更有大黄之泻下，导邪由大便而泄，以冀疫毒表里上下分消。用苍术、香附、神曲者，乃取法于越鞠丸，宣通郁滞，为疏散疫邪创造条件。至于方中黄连、黄芩、人中黄，功在清热解毒，是治疗温疫的重要一环，自不待言。

丹溪"散""降"的治疫大法，给后世启发良多。如明代治疫大家吴又可所著《温疫论》，强调"客邪贵乎早逐"，对攻下逐邪尤有丰富的经验，提出"急证急攻""因证数攻""凡下不以数计"等独特见解。他还对下法的作用做了详尽的阐发，认为"诸窍乃人身之户牖也。邪自窍而入，未有不由窍而出"。在分析邪热与结粪的关系时指出："因邪热而致燥结，非燥结而致邪热。"断言"邪为本，热为标，结粪又其标也。"因此，应用攻下之法，旨在攻逐邪热，给邪以出路，所谓"承气本为逐邪而设，非专为结粪而设也"，深刻地阐明了通便仅是下法的一种手段，而逐邪才是目的。他还盛赞大黄之类攻下药物在消除实热、导邪外出上的显著功效，尝云："得大承气一行，所谓一窍通，诸窍皆通，大关通而百关尽通也。向之所郁于肠胃之邪，由此而下，肠胃既舒，在膜原设有所传不尽之余邪，方能到胃，乘势而下也。譬若河道阻塞，前舟既行，余舟连尾而下矣。至是邪结并去，胀满顿除，皆借大黄之力。"逼真的记述，形象的比喻，如绘地说明了下法的作用，主要是在于开通人身窍道，使邪气有径可泄。下法如是，汗法、吐法，莫不皆然。例如其治疗温疫发黄，制订茵陈汤，其药味虽与《伤寒论》茵陈蒿汤基本相同，但君药茵陈易大黄，意在增强通里泻下之力，显然受丹溪“宜降”治法的启迪。

继吴又可之后，清代医家杨栗山著《伤寒温疫条辨》，究其治疫之法，同样强调“给邪以出路”，观其治疫主方升降散，方以僵蚕为君，蝉蜕为臣，姜黄为佐，大黄为使，米酒为引，蜂蜜为导，诸药合用，共奏宣泄三焦邪热，升清降浊之效，用治温疫郁热为主之证，“升清可以解表，降浊可以清里，则阴阳和而内外彻矣”。杨氏在疫病流行之际，屡用此方，救人甚众。后世运用此方治疗温病收效亦佳，至今仍有较高的实用价值。

清代温病学家王孟英治疗瘟疫，亦力主“散”“降”。尝谓：“暑湿热疫秽恶诸邪，皆由口鼻吸入，直伤气分，而渐入营分，亟宜清凉疏瀹，俾气展浊行，邪得下走，始有生机。”着力于祛邪，其义昭然。

现代名老中医蒲辅周认为：温病（含温疫）“最怕表气郁闭，邪热不得外达，更怕里气郁结，秽浊阻塞”，主张及时宣郁破壅，善用升降散及其加减方治疗温病，多获卓效，同样体现了注重“散”“降”以祛除病邪。

综观上述，丹溪“宜补、宜散、宜降”的治疫方法，既有其学术渊源，又反映了他的临床经验，对后世医家治疗温疫有很大的启迪和指导作用，值得深入研究。

（九）治疗血证经验述要

《丹溪心法》对杂病的论治见解独到，其中论述血证的篇章有吐血、咳血、呕血、咯血、衄血、溺血、下血等近十篇。

1. 从火立论，阐血证之因

丹溪治血证，多从火立论，将血证之因归结于“邪火”“阴虚火旺”。《丹溪心法·吐血》言“吐血，阳盛阴虚，故血不得下行”“吐血，火病也”，另《金匮钩玄·呕血》言“呕血，火载血上，错经妄行”。明确提示了血证之因，即火热熏蒸或阴虚火旺，迫血妄行。后《景岳全书·血证》中提出“血本阴精，不宜动也，而动则为病。血主营气，不宜损也，而损则为病。盖动者多由于火，火盛则逼血妄行”，显然深受丹溪学术的启迪。

2. 重视病名，阐血证之鉴别

在病证辨治中，朱丹溪非常重视明确病证的名称以及相似病证的鉴别，体现了他辨证论治与辨病论治相结合的学术思想。如对血证的阐释，就有对各类血证病名所做的精辟论述。《丹溪心法·咳血》曰：“咳血者，嗽出，痰内有血者是；呕血者，呕全血者是；咯血者，每咳出皆是血疙瘩；衄血者，鼻中出血也；溺血，小便出血也；下血者，大便出血也。”此处，对咳血、呕血、咯血、衄血、溺血、下血做了简单明了的解释，除了解释其病证名称外，亦提示了其同为血证不同的症状表现。此外，对症状相似的疾病亦提出了鉴别之处，如“溺血”一病，特指出其与“淋”的区别，“溺血，痛者为淋，不痛者为溺血”。

3. 注重转归，阐血证之预后

对于血证的预后，《丹溪心法》中做了精辟的论述，对后世医家认识、学习该病有重要的指导意义。其一，明确指出血证的顺逆之变：凡血上行者皆为逆，而下行者则为顺。《丹溪心法·吐血》云：“凡血证上行，或唾或呕或吐，皆逆也。若变而下行，为恶痢者，顺也。”其二，指出了治疗难易之异，即“上行为逆其治难，下行为顺其治易。故仲景云：蓄血证，下血者当自愈也。与此意同。若无病人忽然下痢，其病进也。今病血证上行，而复下行恶痢者，其邪欲去，是知吉也。”此处，丹溪举仲景之说来阐释血证上行难治，下行易治之理。其三，血证预后，与兼见症状有关。出血而伴有发热，脉数者，一般病情较重；而出血身凉，脉静者，一般为正气来复，病情较轻。《丹溪心法·吐血》云：“诸见血，身热脉大者，难治，是火邪胜也；身凉脉静者，易治，是正气复也。故《脉诀》云‘鼻衄吐血沉细宜，忽然浮大即倾危。’”

4. 擅用四物，灵巧化裁

四物汤是中医补血、养血的经典方药，方用当归、川芎、芍药、熟地黄四味药组成。始载于《仙授理伤续断秘方》，用治外伤瘀血作痛，嗣后被《和剂局方》收录，治妇人诸疾。丹溪推广其用，用治多种内伤杂病屡获奇效。尤其是在治疗血证上，王纶《明医杂著·医论》云："丹溪先生治病，不出乎气血痰，故用药之要有三：气用四君子汤，血用四物汤，痰用二陈汤。"

《丹溪心法》中吐血、咳血、呕血、咯血、衄血、溺血、下血等处均有四物汤增损化裁，《丹溪心法·吐血》云："因火炎上之势而上出，脉必大而芤，大者发热，芤者血滞与失血也……先吐红，后见痰嗽，多是阴虚火动，痰不下降，四物汤为主，加痰药、火药。"《丹溪心法·咯血》云："咯血，痰带血丝出者，用姜汁、青黛、童便、竹沥入血药中用，如四物汤加地黄膏、牛膝膏之类。"《丹溪心法·溺血》云："溺血属热……有血虚，四物加牛膝膏；实者，用当归承气汤下之，后以四物加山栀。"《丹溪心法·下血》云："下血……有热，四物加炒山栀子、升麻、秦艽、阿胶珠，去大肠湿热；属虚者，当温散，四物加炮干姜、升麻。"《丹溪心法·呕血》云："火载血上，错经妄行，用四物汤加炒山栀、童便、姜汁服。"

据上，朱丹溪在运用四物汤来治疗血证之时，随不同的证型予以不同的加减。夹痰火加祛痰药、祛火药，如半夏、青黛、竹沥之类；火旺加栀子、童便、承气汤等；虚者予牛膝、炮姜之属。另外，对于出血部位的不同，在上者四物加童便、牛膝引血热下行，在下者加升麻以升举阳气。

5. 善用风药，巧发奇中

所谓风药，即指味辛质轻薄，药性升浮，具有祛风解表功能，多用于治疗外感风邪的一类药物，如羌活、独活、荆芥、防风之属。忌风药辛燥升散，以意为之。如防风、连翘，《本草衍义补遗》言"治血证，以防风为上使，防风、连翘为中使，地榆为下使，不可不知"，可见，丹溪治疗血证，常取风药止血之效。

此外，《丹溪心法·咳血》以茯苓补心汤"治心气虚耗，不能藏血"，药用茯苓、半夏、前胡、紫苏、人参、枳壳、桔梗、甘草、葛根、当归、川芎、陈皮、熟地黄，以姜、枣煎服。以姜、桂疗"虚劳里急，悸、衄"。虚证以风药掣而引之，元气充自能摄血。

6. 从本论治，忌见血止血

丹溪反对见血止血，强调从本论治。《丹溪心法·下血》云："凡用血药，不可单行单止也。"另，《丹溪心法·吐血》提出："挟痰若用血药，则泥而不行，只治火则止。""或暴吐紫血一碗者，无事，吐出为好，此热伤血死于中，用四物汤、解毒汤之类。"若吐血暴烈，则必须反佐温药从治，"大吐红不止，以干姜炮末，童便调从治"。

另外，在《丹溪心法·下血》中特别提出："下血，其法不可纯用寒凉药，必于寒凉药中加辛味为佐。久不愈者，后用温剂，必兼升举。"凉药止血有凝血留瘀之弊，佐以辛味温升之药，一行一止，相反相成。

总之，《丹溪心法》虽列血证不多，但所列血证却多有精辟内容。既对各种出血病名、鉴别、病因等做了深入阐发，又进一步阐明其"阳有余阴不足"的观点；辨治上既有从心辨治咳血的鲜明特色，又有对血证预后的精辟论述；在用药上既有四物汤的灵巧化裁，又有善用风药以收止血奇效。虽所列论治方法不多，却有独到之处。其所论治法至今对治疗其他血证仍具有重要的指导意义。

（十）治疗痰证经验述略

朱丹溪论治杂病，将许多病因责之于痰，《丹溪心法·痰》云："痰之为物，随气升降，无处不到。""凡痰之为患，为喘为咳，为呕为利，为眩为晕，心嘈杂，怔忡惊悸，为寒热痛肿，为痞膈，为壅塞，或胸胁间辘辘有声，或背心一片常为冰冷，或四肢麻痹不仁，皆痰饮所致。""百病中多有兼痰者，世所不知也。"足见其对"痰"在发病学上的高度重视。

丹溪对痰病的独特见解发前人所未发，为痰病证治的发展奠定了基础，其所倡"百病兼痰"的观点，为后世疑难杂病的治疗开辟了新的蹊径，现今临床上对一些比较棘手的慢性病、难治病，常从痰论治，往往能收到较为满意的效果。比如《丹溪心法·健忘》定志丸"治心气不定，恍惚多忘"，由远志、人参、白茯苓、石菖蒲、朱砂组成。其中主药远志、石菖蒲长于祛痰。在定志丸的基础上酌加琥珀、龙骨、百合、丹参、五味子等味祛痰安神定志，用于治疗健忘、注意力不集中等，效果较佳。

在丹溪临床所述的一百多种内科病症中，病因中论述到与痰相关的约占半数以上，可见他对因痰致病极为重视。《丹溪心法》认为痰能引起很多神志疾病，如痫病，其根源为“因惊而得，惊则神出舍，舍空则痰生也。血气如在舍，而拒其神不能归焉。”而健忘、惊悸、怔忡等许多疾病都与痰有关。朱丹溪治痰的方子有几十种，有具体方名的就有十多种。朱丹溪还从病机上首先提出了“痰挟瘀血，遂成窠囊”的观点，为后世内科杂病“痰瘀互结”证治开拓了先河。丹溪痰病学说对后世影响深远。有学者指出：“内伤杂病从痰论治，朱丹溪堪称一代宗师。其在痰邪致病理论与临床治疗方面的独树一帜，创新超越，在很大程度上提高了临床从痰论治杂病的水平。”

丹溪对于痰证的治疗，每以二陈汤为基本方，并强调随证加减，“二陈汤一身之痰都治管，如要下行，加引下药，在上加引上药”。朱丹溪根据自己的临床经验，总结出“黄芩治热痰……竹沥滑痰……五倍子能治老痰，佐他药大治顽痰”“痰在胁下，非白芥子不能达；痰在皮里膜外，非姜汁、竹沥不可导达；……痰结在咽喉中，燥不能出入，用化痰药加咸药软坚之味”等用药经验，常为后世所取法。选药入方特点如下：湿痰加苍术、白术；热痰加青黛、黄连、黄芩；食积痰加神曲、麦芽、山楂；风痰加南星；老痰加海石、半夏、瓜蒌、香附、五倍子，作丸服；凡风痰病，必用风痰药，如白附子、天麻、雄黄、牛黄、片芩、僵蚕、猪牙皂角等。

（十一）膏方应用经验探赜

金元时期，内服膏方的使用并不普及，但在朱丹溪的医著中有用人参、白术、益母草、怀牛膝单味熬膏的，更有秘丹、琼玉膏、万安膏等复方膏剂。这些膏方或救急，或调治，对当今临床有很好的指导作用，值得探讨。

1. 人参膏配合艾灸治中风脱证

对于中风发病，朱丹溪重视元气虚损不足在发病中的作用，治疗上主张用人参大补元气。《丹溪治法心要·卷一·中风》载：中风证，口眼㖞斜，语言不正，口角流涎，或全身、或半身不遂，皆因元气平日虚弱，而受外邪，兼酒色之过所致。用人参、防风、麻黄、羌活、升麻、桔梗、石膏、黄芩、荆芥、天麻、南星、薄桂、葛根、赤芍药、杏仁、当归、川芎、白术、细辛、猪牙皂角等分，姜、葱煎服，更加竹沥半盏，同饮，加以艾火灸之，得微汗而愈。如《局方发挥》载：浦江郑兄，年近六十，奉养受用之人也。仲夏久患滞下，而又犯房劳。忽一晚，正走厕间，两手舒撒，两眼开而无光，尿自出，汗如雨，喉如拽锯，呼吸甚微，其脉大而无伦次，无部位，可畏之甚。余适在彼，急令煎人参膏，且与灸气海穴。艾炷如小指大，至十八壮，右手能动，又三壮，唇微动；参膏亦成，遂与一盏，至半夜后尽三盏，眼能动，尽二斤方能言而索粥，尽五斤而利止，十斤而安。此案病机分析是“此阴先亏而阳暴绝也”，所以煎人参膏大补元气，灸气海穴温阳固脱。其中所谓的膏，应该是浓煎至黏稠呈膏状。《丹溪治法心要·卷七·产后》治难产，“以杜牛膝煎浓膏一碗饮之”可证。

2. 竹沥下白术膏治燥热为害

《格致余论·涩脉论》载：东阳吴子，方年五十，形肥味厚，且多忧怒，脉常沉涩。自春来得痰气病，医认为虚寒，率与燥热香窜之剂。至四月间，两足弱，气上冲，饮食减，召予治之。予曰：此热郁而脾虚，痿厥之证作矣。形肥而脉沉，未是死证，但药邪太盛，当此火旺，实难求生。且与竹沥下白术膏，尽二斤，气降食进，一月后大汗而死。书此以为诸贤覆辙戒云。

丹溪列此案是为了告诫后人，不要轻易诊为虚寒，肆意燥热，用之不当，照样会殒命，即便救治，往往为时已晚，难以奏效。

形肥，气虚脾弱，痰湿本重；忧怒，气郁化火，火热内盛；痰气病，湿从火化，助郁火为虐。此时，误用燥热药物，火愈盛脾愈虚。脾主四肢而阳明主润宗筋，宗筋主束骨，脾虚而阳明湿热，则痿躄之证生而两足弱；湿热中阻，痰火上攻，故见气上冲，饮食减。竹沥、白术膏之用，清热豁痰，滋补脾气，得以苟且时日。终无力挽回者，是因燥热太盛，又值火旺之节，两阳相加，脾胃伤损，真阴耗竭使然。

3. 益母草膏、牛膝膏治产后小便不通

《丹溪治法心要·卷七·产后》载：一妇人年十八，难产，七日后产，大便泄，口渴气喘，面红有紫斑，小腹痛胀，小便不通，用牛膝、桃仁、当归、红花、木通、滑石、甘草、白术、陈皮、茯苓煎汤，调益母草膏，不减。后以杜牛膝煎浓膏一碗饮之，至一更许，大下利一桶，小便通而愈口渴，四君子汤加当归、牛膝，调益母膏。

补充指出的是，丹溪还将牛膝膏用于治疗咯血和尿血。《丹溪治法心要·卷五·咯血》载，用姜汁、童便、青黛入血药中用，如四物汤、地黄膏、牛膝膏之类。《丹溪治法心要·卷五·溺血》载，溺血属热和血虚。属热，炒山栀煎服，或小蓟、琥珀；有血虚者，四物汤加牛膝膏。两证牛膝之用，着眼于血虚，所以均在四物汤补血的基础上，用牛膝补肝肾，入血分而引血下行。

4. 秘丹治消渴

在《丹溪心法》《金匮钩玄》《脉因证治》等书中，均有消渴专论，列出治疗专方。用药有黄连、天花粉、人乳、藕汁、生地黄汁和蜂蜜。这一治消渴专方，《丹溪心法》《金匮钩玄》不出方名，《脉因证治》称为“秘丹”，总治三消。

做法：将黄连、天花粉研成细粉；藕汁、生地黄汁放锅中煮一下，调入黄连、天花粉和人乳，再放蜂蜜，加生姜汁，熬成膏剂。使用时，取适量，在口中含片刻后，用白开水送下。

丹溪认为，膏粱甘肥之变，则阳脉盛矣。阳脉太甚，则阴气不得营也，津液不足，结而不润，皆燥热为病也。其病症有上、中、下不同表现，心火盛于上，则舌上赤裂，大渴引饮；火盛于中，则善食自瘦，自汗，大便硬，小便数；火盛于下，则烦躁，小便浊淋，如膏油之状。其病因总在火盛，热淫所胜，治以甘苦，甘以泻之，热则伤气，气伤无润，则折热补气，非甘寒不治。

秘丹一方，瓜蒌根（天花粉）是治消渴神药（《金匮钩玄》），藕汁、生地黄汁甘寒，滋养阴津，且能清热凉血，泻火之有余，补阴之不足；黄连苦寒，泻其上盛之火，乳汁、蜂蜜润燥，补益阴分之虚损，诸药合用，成为治消渴之要方。

5. 琼玉膏疗劳损，万安膏治吐泻

琼玉膏系南宋著名学者洪遵搜集到的灵验医方，载于《洪氏集验方》一书。用药有人参、生地黄汁、茯苓和白蜜。方中人参、茯苓补气健脾胃，地黄、白蜜养阴润肺燥，合而治疗虚劳干咳，咽燥咯血，是治疗劳损的补益良方。丹溪推荐使用的，也是咳嗽和咳血病证。

《丹溪治法心要·卷五·咳血》说，咳血有血虚，有阴虚火逆痰上，有痰积热；肥人咳嗽，发寒热吐血，以琼玉膏。其用琼玉膏的着眼点是元气虚损，所以又说："好色人元气虚，久嗽不愈者，琼玉膏。"

万安膏在《丹溪治法心要·卷八·吐泻》有载录，谓小儿吐泻腹痛，吐乳泻青，属于寒证，宜调脾胃，用平胃散入熟蜜，加苏合香丸相半，名万安膏，米饮下。

朝鲜《济众新编》（刊于1799年）载录的万安膏与《丹溪治法心要》所述的同出一辙，组成是平胃散和苏合香丸合方。用法平胃散加水煎，调入苏合香丸二三丸，加蜂蜜调成膏，不拘时服用。主治伤食吐泻，心腹绞痛，或痢疾腹痛。足见本方早已传至海外。

（十二）针灸理论及临床应用阐发

朱丹溪对针灸学理论和临证方面也作出了重要的贡献，最主要的就是增补了十二经见证、合生见证和对针灸补泻理论的阐述和临床应用。

1. 十二经见证和合生见证，增补十二经病候

朱丹溪既精于方药，亦通于针灸，对经络学说颇有研究，在《丹溪心法》开篇即提出"十二经见证"，在临床实践的基础上，丰富了经络病候。比如足太阳膀胱经见证中增补"脐反出，便脓血，肌肉痿，小腹胀痛，按之欲小便不得"等症候；足阳明胃经见证中增补"不能言，胸傍过乳痛，髀不可转，遗溺矢气"等症候；手阳明大肠经见证中增补

“耳聋辉辉焞焞，耳鸣嘈嘈，皮肤壳然，坚而不痛”等症候；足太阴脾经见证中增补“五泄注下五色，不嗜食，不化食，足胻肿若水，九窍不通，皮肤润而短气，肉痛”等症候；足少阴肾经见证中增补“脐左、胁下、背、肩、髀间痛，大便难，腹大颈肿，脊中痛，腰冷如冰及肿，脐下气逆，小腹急痛，泄下，踵、足胻寒而逆，阴下湿，四指正黑，冻疮，善思”等症候；足厥阴肝经见证中增补“头痛，耳无闻，颊肿，目赤肿痛，四肢满闷，挺长热，暴痒，足逆寒，节时肿，便难，眩冒，转筋，阴缩，两筋挛，善恐，胸中喘，骂詈”等症候；手太阴肺经见证中增补“善嚏，脐右、小腹胀引腹痛，溏泄，皮肤痛及麻木，洒淅寒热”等症候；手少阴心经见证中增补“两肾内痛，腰背痛，浸淫，善笑，善恐善忘，上咳吐、下气泄，眩仆，身热而腹痛，悲”等症候。

朱丹溪对十二经脉病候的增补，既充实了经络理论，又对经络的临床运用有一定的指导意义。如手太阴肺经增补“皮肤痛及麻木”，临床上治疗皮肤病常以“理肺”为治本之法；足厥阴肝经增补“暴痒”“头痛”“目赤肿痛”“眩冒”“转筋”等症状，临床有用行间、太冲治疗皮肤瘙痒症，对颠顶头痛、目赤肿痛、眩晕、抽搐等症，也大多以治肝为主；足太阴脾经增补“不嗜食，不化食”“五泄注下五色”“足肿若水”等症状，临床上对纳差、泄泻、水肿，主要从脾治；足太阳膀胱经增补“便脓血”，目前临床有用承山穴治疗便血证。

所谓“合生见证”，指几条经脉受病后出现的同一症状。或者说，同一症状，可能与几条经脉有关。朱丹溪提出的合生见证，共有头顶痛、面赤、鼻鼽衄、咽肿、嗌干等33条，多数合生见证出现在关系密切的经脉上，由数条经脉循行通过某一部位所致，共计20条，如“鼻鼽衄，手足阳明、太阳”；有些合生见证则与相应脏腑的功能失调有关，共计8条，如“少气、咳嗽、喘渴上气，手太阴、足少阴”；还有一些合生见证与经脉循行、脏腑功能都有关系，共计5条，如“心痛，手少阴、厥阴、足少阴”。目前临床上报道针刺太溪、太冲等穴治疗咽喉肿痛，就是足少阴、厥阴合生见证的临床应用。

2. 针法重泻轻补，灸法有补有泻

《丹溪心法·拾遗杂论》认为："针法浑是泻而无补，妙在押死其血气则不痛，故下针随处皆可。"而认为"灸法有补火、泻火。若补火，艾焫至肉，若泻火，不要至肉，便扫除之，用口吹风主散。"

丹溪毫针与火针的用法也多与攻邪有关。《丹溪心法·腰痛》载"腰曲不能伸者，针人中妙"，《丹溪手镜·心下满不治证》载"脏结……宜刺关元"，书中还提到"治瘰疬可用火针刺其核上"，《脉因证治·瘰》则去瘰疬未破溃者可用火针，补充了适应范围。另外《脉因证治·心腹痛》还详述肾心痛等五种心痛的针刺取穴等，都是针法的应用，刺之以行气通气。在针法中，丹溪善用三棱针刺络放血，疏通经络，以治疗热证、急证。如《丹溪心法》中用三棱针刺委中出血治疗瘀血腰痛"血滞于下，委中穴刺出血妙"。《脉因证治》中刺气冲出血治吐血，刺少商出血治喉痹。《格致余论·痛风论》载痛风病案，"刺委中出黑血近三合而愈"。

丹溪在运用灸法方面独具匠心，别开生面，认为灸法有补火、泻火，积累了丰富的临床经验。《局方发挥》《格致余论》《丹溪心法》以及江瓘的《名医类案》、魏之琇的《续名医类案》等文献收录了不少丹溪针灸医案，其中多用灸取效。比如《丹溪心法》载"中风灸风池、百会""咳嗽灸天突、肺俞""泄泻灸百会""腰痛仍灸肾俞、昆仑尤佳""痈疽、乳痈、乳房肿硬灸其患部，瘰疬灸核上，初起灸曲池，以口中觉烟起为度，脓尽即安""疝痛灸大敦"，等等。《续名医类案》也记述了一则疝痛患者，丹溪用此法治愈的医案。《脉因证治》衄血灸大椎、哑门。《续名医类案》记载了丹溪灸肺俞、大椎、合谷、水分治愈一例水肿。《丹溪手镜》治少阴病，但厥无汗，灸脐下千壮。《丹溪心法·瘟疫》载："火病虚脱，本是阴虚，用灸丹田，所以补阳，阳生则阴长也。"

朱丹溪倡导"阳有余阴不足"论，按照仲景学术观点，凡阳证热证，本不宜用灸法，然而丹溪把灸法用于阳热证，《丹溪心法》治脚气冲心灸涌泉及用附子末调敷涌泉等，是引热下行作用。《脉因证治》热证之下载“两手大热，为骨厥，如在火中，可灸涌泉五壮立愈”。《续名医类案》载丹溪治一鼻流臭涕，脉弦小，右寸滑的痰郁火热证，为灸上星、三里、合谷等加服清热祛痰之剂以取散火祛痰作用。《续名医类案》称一壮年咳嗽咯血、发热肌瘦患者，丹溪为灸肺俞五次而愈，此灸之以滋肺阴、清虚热之义。丰富了热证用灸的观点，被后世医家延用至今。

另外就是丰富了隔物灸法，《脉因证治》《丹溪手镜》均述及隔甘遂、大蒜头灸法，用二味捣成饼，或加葵子、发灰，安脐孔令实，上置艾灸三十壮，治小便淋闭。《丹溪心法·淋》载："灸法治小便淋涩不通。用食盐不以多少，炒热，放温填脐中，却以艾灸七壮，即通。"《丹溪心法·痔疮》曰："大蒜一片，头垢捻成饼子，先安头垢饼于痔上，外安蒜艾灸之。"《丹溪心法·漏疮》曰："外以附子末津唾和作饼子，如钱厚，以艾灸，漏大炷大，漏小炷小。但灸令微热，不可使痛，干则易之，则再研如末作饼再灸，如困则止，来日再灸，直至肉平为效。亦有用附片灸，仍用前补剂作膏贴之尤妙。""附子破作两片，用人唾浸透，切成片，安漏孔上，艾灸。"《丹溪手镜》载治疗风入肺管，逆气痰咳，将南星、雄黄、款冬花、鹅管石等为末加入艾中，放姜片上置于舌面施灸，令患者吸烟入喉，以多为妙。此法亦见《丹溪心法·咳嗽》。由此可见，丹溪详细指出了隔蒜灸、隔盐灸、隔姜灸等多种间接灸的具体操作方法，为后世的临床治疗提供了参考。

第四章　学派主要传人梳理

丹溪学派影响广泛，传人众多，不仅有嫡传弟子、再传弟子，还有不少私淑其学术者，以下主要是介绍有著作存世者。

一、嫡传弟子

（一）赵道震

赵道震，生卒年不详，字处仁，金华人。嘉靖《定远县志》对其医事有简单记载，谓其凡轩岐以下诸书，靡不精究，受学丹溪，所造益深，洪武巳己，徙籍定远，活人颇多，未尝言利。永乐丙戌，上命行人召修大典、运气书，震董其事，归而课子医业，暇则歌《楚辞》以自适，卒年八十四，光绪《凤阳府志》载赵道震“著有《伤寒类证》传于世。”可以约略得知赵氏精丹溪之学，并熟识运气学说。

（二）赵良仁

赵良仁（1315—1395），字以德，元末明初浦江（浙江金华）人。据同治《苏州府志》载：“张氏踞吴，良仁挈家去浙。”《姑苏志》说：“少试吏宪司，即弃去。从丹溪朱彦修学医，治疗多奇效，名动浙东西。所著《医学宗旨》《金匮方论衍义》，并《丹溪药要》等书。后复来吴，占籍常洲，以高寿终。”深得丹溪心传。《宗旨》《药要》《衍义》均未梓行，只有《药要》《衍义》抄本传世，《衍义》后由清康熙朝周扬俊补注，名《金匮玉函经二注》，据周氏在自序中说：“赵以德先生《衍义》，理明学博，意周虑审……惜乎未有梓本，读者甚少，更有遗篇，注递颇缺，余购之二十余载，未得全璧。因不揣疏陋，拟为补注，又大半采嘉言之议融合成之。”可以推知，周氏是看到赵著之抄本，并进行补注。故究良仁之学，可在该书中探求。

（三）戴原礼

戴思恭（1324—1405），字原礼，明代浦江（今浙江诸暨马剑）人。随父从学于丹溪。戴氏较为完整地继承了丹溪学术思想，不仅深求师意，而且善于发挥，为丹溪传人中颇有成就者之一。

据《浦阳戴氏宗谱》记载：公讳思恭，字原礼，姓戴氏，号肃斋。戴思恭行显一，属戴氏第十八世马剑派，世居马剑九灵山下。生于元泰定元年甲子（1324），卒于明成祖永乐三年乙酉（1405），享年82岁。时任资善大夫礼部尚书郑沂为其作《明奉政大夫太医院使显一府君行状》(以下简称《行状》)，载戴思恭“自幼庄重，不苟言笑，孝谨温良，出于天性，读书明大义，颖悟绝人”“其先，唐平南节度使银青光禄大夫太子检校尚书令讳昭，凡十五传，至公曾祖讳涛、祖讳暄、父讳垚，皆隐德弗耀，诗礼相传，为浦江望族”。

元至正二年（1342），戴思恭随父与姻亲赵良本、赵良仁一起拜于朱丹溪门下。据《行状》记载：“时公才弱冠，从府君谒丹溪，即蒙期待甚至，医论竦动伦辈。于是公游丹溪门下二十余年，岁或十余往返，其于讲学切问，皆圣贤宏奥，医特一事耳。”由于戴思恭颖悟倍常，受儒学家风熏陶，对医学穷究不舍的精神，使丹溪赏识之下倾囊相授并成为他的得意门生和传人。

元至正十七年（1357）戴思恭随赵良仁入吴，元至正十八年（1358）朱丹溪去世，次年起戴思恭“游吴越间，乐其道者如王立方之徒，云会麇列，莫不俯首师事”，将其所学丹溪学术思想广为传播，深受浙东、浙西习医者所仰慕和追从。洪武七年（1374），“有知公者荐于朝”。戴思恭被招贤入京后，曾先后为燕王朱棣、晋王朱棡、懿文太子朱标诊疗；洪武十九年（1386），太祖患聚疾，诏戴思恭诊治而愈，并选拔良子袁宝、王彬从其学，尽得其传。洪武二十五年（1392）冬，寻授太医院御医。

明洪武三十一年（1398）夏，明太祖朱元璋卒，太孙建文帝朱允炆即位后“擢思恭为太医院院使”；同年，燕王朱棣因旧疾屡发，致书戴思恭为其用心调治，戴思恭荐蒋用文入太医院为御医。建文元年（1399）戴思恭及任院使，订正古今方三百余作为太医院用方。《太宗实录》卷二十一载：“永乐元年六月乙丑，升前燕府良医陈克恭、王彬、袁宝为太医院判”。永乐二年（1404）戴思恭“三月致仕，驰驿而还”。永乐三年（1405），袁宝奉成祖之命，以安车迎戴思恭入京。

戴氏阐发了丹溪“阳有余阴不足论”之说，指出“阳即言气，阴即言血”（《金匮钩玄》）。使丹溪上述观点更加明白晓畅，切合实用。他认为气属阳而主动，动而中节，方能周流全身，循环不已，外护肌表，内温脏腑百节。气之所以能周流不息，无微不至，是有赖于肺脏的不断敷布，故曰肺主治节。当气动“太过”一反顺降之性，发生冲逆，则可见喘、呕、躁、惊骇、狂越、痈疽、疮疡一类病症。是“气”反常而化为“火”。他提出的“气属阳动作火论”，实与丹溪“相火妄动为贼邪”同出一辙。

戴氏认为血属阴而主静，静而有守，方能和调于五脏，洒陈于六腑，束于血脉中。营血之所以荣养五脏六腑、四肢百骸，实赖心之统，肝之藏，肺之布，肾之施泄。他说：“血者，神气也，持之则存，失则亡，是知血盛则形盛，血弱则神衰。”（《金匮钩玄·血属阴难成易亏论》）人生于气交之中，多动而少静，故阳气易亢，阴血易耗。

由此可见，戴氏继承了丹溪“阳有余阴不足”的观点，突出气血盛衰论，有独到的见解。他的学术思想对后来汪机有很大影响。《浦阳戴氏宗谱·明奉政大夫太医院使戴显一府君墓志铭》载：“著《推求师意》《本草摘抄》，编《丹溪医论》凡若干篇，行于世。人无远近皆知公精于医术。”其校补丹溪《金匮钩玄》，并著有《推求师意》等。

（四）王履

王履（1332—1391），字安道，元末江苏昆山人。王氏重视丹溪对医经的研究。在对《内经》“亢害承制”的理解上比前代医家王冰、刘河间更有创见。他认为“亢则害，承乃制”二句，言有制之常与无制之变也。承犹随也，有防之之义；亢者，过极也；害者，害物也；制者，克胜之也。然所承也，其不亢，则随之而已，故虽承而不见；既亢，则克胜以平之，承斯见矣。盖造化之常，不能以无亢，亦不能无制焉耳。其所著《医经溯洄集》见解精深，具有辩证法观点。

对《难经》阴阳虚实补泻，王氏亦有发挥。他在解释《难经·五十八难》中说：“伤寒阳虚阴盛，汗出而愈，下之则死；阳盛阴虚，汗出而死，下之则愈。”这是说，阴盛阳虚，是寒邪外客；阳盛阴虚，是热邪内炽。表阳虚遭寒侵，助卫阳以解表，汗之而愈，若下之为引邪入里。阳热内盛，必伤阴津，下阳热以存阴津，汗之助热劫津当忌。在这以前，许多注家对这节经文亦有注释，有以阴阳指表里、尺寸，或六气病六经言，但均未说清其意。王氏注以阴阳之盛为病邪，阴阳之虚曰表里精气，简明扼要，合于义理。

可以看出，王氏治学，继承丹溪源于经而不囿于经，重视证诸实践，有发挥有创见，后人评价他“实能贯彻源流，非漫为大言以夸世者。”（《四库全书提要》）

（五）徐彦纯

徐彦纯（？—1380），字用诚，明洪武会稽（绍兴）人。清乾隆《绍兴府志》有载，精医术，尤长于本草。著《本草发挥》，汇集金元著名医家如张洁古、李东垣、王海藏、朱震亨、成无己等关于本草方面的论述和发挥，多为明初医生用药所参考。又著《医学折衷》，内中对杂病证治，多采用完素、从正、丹溪等诸家之说。原本已佚，后经朱丹溪再传弟子刘纯续增，更名《玉机微义》。《玉机微义》五十卷，为一部集明以前诸家之大成的综合性医书。

二、再传弟子

（一）刘纯

刘纯（约1358—1418），字宗厚，江苏人。明初著名医学家。继其父叔渊之传，又复从江左冯庭干游，实为丹溪之再传弟子。据近人史常永先生《刘纯医学全集》所考，其生年约为元至正十八年（1358），即《医经小学》撰成之洪武二十一年前推30年，与朱丹溪卒年相仿；其卒年约为明永乐十六年（1418）左右，终年60岁上下。

刘纯先世，在元朝时本为名门望族，是当地执掌政要的达官显贵。其在《杂病治例》中自述："吾宗累世簪缨，名门右族。"莫士安在《玉机微义》序言中也曾谈道："宗厚世为吴陵望族，以诗礼相传。其先世在胜国时，居省宪，掌枢要，以名宦显著者。"然而不久，便家道衰落，至刘纯已是"穷而在下，不能躬耕自食其力，故托迹于医以自养自晦也"。其父刘叔渊，号橘泉，曾跟随朱丹溪习医，刘纯则师从其父亲学习，并以业医为生。故其在《医经小学》自序中云："昔丹溪朱先生以医鸣江东，家君亲从之游，领其心授。纯生晚学陋，承亲之训有年矣。"以此可知，刘纯应可算是丹溪再传弟子。

刘氏习医，早承庭训，家学有自，笃志岐黄，又且躬勤于读，如在《杂病治例·兰室誓戒》中云："吾父橘泉翁始从丹溪朱彦修学此术，患难中实得济。余又得从乡先生冯庭干、许宗鲁、丘克容数君子印正，方始道明艺精。"其医学思想主要承袭朱丹溪，旁参刘河间、张洁古、李东垣等金元诸家，故能不恪守一家之学，博采众长而深有心得。对学习医学主张初始就要取法高远，要"本诸经论，知气识病""学必究本经，病必明于论，治必究于方，而能变通而无滞"（《医经小学·刘序》）。尤其强调医之为事，必以熟读《内》《难》《本草》《脉经》《伤寒》为要；临证则主张伤寒师法仲景，杂症师法朱丹溪、刘完素、张从正、李东垣诸大家，务必辨证施治灵活运用。特别推崇丹溪倡导的"品味数少，药力专精”（《杂病治例·兰室誓戒》）的治病方略以及博览群书，吸取众长的治学手段。

刘氏一生勤于著述，撰有《医经小学》六卷，《杂病治例》一卷，《伤寒治例》一卷，并将徐彦纯之《医学折衷》加以增益为《玉机微义》五十卷。本书的编写体例是以卷分门立病，以病著论，论下设方，广而不杂，眉目清晰。书中类聚历代名家的不同理论、观点，条分缕析。另据《杂病治例》萧谦序及《咸宁县志》载，尚有《太素脉诀》《寿亲养老补遗》若干卷，惜此二书早已佚散。

（二）朱思贞

朱思贞，生卒年不详，录有《丹溪秘传方诀》十卷（国内已佚），惟日本尚有江户初期庆长八年（1603）抄本存世，据书中明成化十一年（1475）四明张应雕跋所述，朱思贞与张应雕为友人，朱思贞录《丹溪秘传方诀》，张应雕从朱思贞处获取藏本，如获至宝，刊刻出版。

（三）杨珣

杨珣，生卒年不详，字楚玉，号恒斋，长安（今陕西西安）人，明代医家。擅长针灸，曾任职太医院。博览群书，深得医经之旨，对经络、腧穴、针灸补泻有研究。明正德壬申年（1512）都察御史耿公来陕任职，促其详考诸说，绘列图像，撰有《针灸集书》二卷、《针灸详说》二卷等。杨珣接受丹溪之学，裒集丹溪遗文，吸收戴思恭的论述，编成《丹溪心法类集》四卷。

（四）王季瓛

王季瓛，生卒年不详。《丹溪心法》最早为杨珣所辑，名曰《丹溪心法类集》，成书于明景泰（1450—1456）年间，刊刻于西安，称之为“陕版《丹溪心法》”，至成化初年（1465），王季瓛在此基础上，又增附方，重刊于西蜀，故又称之为“蜀版《丹溪心法》”。

（五）王宾

王宾，生卒年不详，字仲光，号光庵。长洲（今江苏苏州）人。乾隆《吴江县志》：“宾得之戴原礼，原礼得之丹溪朱彦修，故其术特精。”据《续医说》卷二“王光庵”条载，金华戴原礼学于朱彦修，既尽其术，来吴中为木客，而与王宾有交，教以习医之道。明代杨循吉《苏谈》记载：王仲光为儒，未知医也，慕而谒焉。因咨学医之道。原礼曰：熟读《素问》耳。仲光归而习之三年，原礼复来见仲光，谈论大骇，以为不如，恐坏其技，于是登堂拜母以定交。时仲光虽得纸上语，未能用药。原礼有《彦修医案》十卷，秘不肯授仲光。仲光私窥之，知其藏处。俟其出也，径取之归。原礼还而失医案，悔甚，叹曰：惜哉！吾不能终为此惠也。王宾窃得医案后认真研读，医术大进，《苏谈》有曰：“于是仲光之医名吴下，吴下之医由是盛矣。”对丹溪学派起到了开枝散叶的作用。

（六）盛寅

盛寅（1375—1441），字启东，号退巷，长洲（今江苏苏州）人，原籍吴江（今江苏苏州吴江区）。四岁识字，八岁能诗，十四岁丧母，益励志于学。永乐三年（1405）荐授苏州府医学正科。成祖朱棣患下肢痹弱，召盛寅入宫诊治，诊为风湿病，用药后成效显著，授以太医院御医，后掌管南京太医院事。《吴江县志》有载：“寅受医学于郡人王宾。宾尝与金华戴原礼游，窃原礼秘书以去，遂得其传。将死无子，以授寅。寅既得原礼学，复讨究《内经》以下诸方书，医大有名。”《稗史汇编》亦载“宾将死，以其书授盛启东、韩叔旸云”。韩叔旸，名文晔，武义人，为宋韩琦十一世孙。其与盛寅于永乐中供职太医院，后为院判。《吴江县志》载盛寅弟盛宏、子盛僎、侄盛伦、孙盛恺，俱以医世其家。盛寅著《医经秘旨》二卷，撰于明永乐十六年（1418），讨论临证主要问题，如治病必求其本、疏其血气令其调达而致和平、反佐以取之、寒之而热者取之阴热之而寒者取之阳各求其属、寒因热用、热因寒用等。另著《流光集》（又名《盛御医集》），已佚。

三、私淑弟子

（一）楼英

楼英（1332—1401），原名楼公爽，字全善，号全斋，浙江萧山楼塔镇人，著有《医学纲目》《周易参同契药物火候图说》《内经运气类注》等医学著作。他与朱丹溪嫡传弟子戴原礼关系至密，楼英二十六岁，戴原礼自嘉兴归浦江，顺道仙岩探亲，与楼英切磋儒学医道，获益良多，在戴原礼的影响下，楼英有了著书立说的想法。戴原礼曾赠予楼英一联“闭户著书多岁月，挥毫落纸如云烟”，以表示他对楼英的称赏与勉励。《仙岩楼氏宗谱》也载有楼英对楼师儒说：“浦阳戴公原礼，吾友也，今为太医院使，受学丹溪朱公彦修，吾私淑丹溪之学者也，其道同。”经我们调研和考证，认为楼英是丹溪的私淑弟子，应该说是当之无愧的。

（二）程充

程充（1433—1489），字用光，号“复春居士”，安徽休宁人。“尝以《丹溪心法》有川陕两本，妄为世医所增附，深惧上有累于朱氏，乃为之彪分胪列，厘其误而去其复，以还其旧。”（《丹溪心法》程敏政序）故对《丹溪心法》明代杨楚玉刊陕西本和明代王季瓛刊四川本，进行全面修订。修订过程中参考《平治荟萃》《玉机微义》，并与丹溪曾孙朱贤家藏本对勘。经程氏整编后，每篇首列丹溪原论，次列戴原礼辨证、正方，再次为附录方。同时又增入外科、倒仓等篇。使《丹溪心法》一书比较完整、系统地反映丹溪学术思想，程氏是有一定功劳的。

（三）卢和

卢和，生卒年不详，字廉夫，号易庵，明代永乐、成化间东阳（今东阳市）名医。本业儒，志在济世，因父病疟，误于医，痛亲伤感，遂致力于医，于是勤奋读书，精通《内经》《难经》，与义乌华溪虞抟一起，周游四方，访贤求艺，终成一代名医。其私淑丹溪之学，对当时流传的《丹溪心法》（包括蜀版、陕版、徽版）作了详细研究，认为"遗漏尚多"，于是，在其叔父卢安泽广求丹溪遗稿的基础上，对《心法》诸书"删正裁取，更加润色，以归于一。其有附会谬说，窜入杂方，直削之"，又摘取《格致余论》等书所录方论，重予修订，整理编纂而成《丹溪先生医书纂要》，并撰有《食物本草》传世。

（四）虞抟

虞抟（1438—1517），字天民，今浙江义乌市廿三里镇华溪村人，世居花溪，自号"花溪老人"。其曾叔祖诚斋曾游学丹溪，世代以丹溪之学为宗。《金华府志》中载："义乌以医名者，代不乏人，丹溪之后，唯抟为最。"虞抟《医学正传》自序云："愚承祖父之家学，私淑丹溪之遗风。"可见学有渊源。与朱丹溪、现代名医陈无咎（号黄溪），合称义乌"三溪"。著有《医学正传》《苍生司命》等行于世。在《医学正传》中所论各种病症，都列"丹溪要语""丹溪方法""丹溪活套"等。他对丹溪"阳有余阴不足论"有独特发挥，认为血虚可以从益气着手，借助阳气化生阴血，"血虚者须以参芪补之，阳生阴长之理也。"并说王纶"血虚而用参芪，反耗阴血"（《医学正传》）的论点是片面的。

（五）王纶

王纶（1453—1510），字汝言，号节斋，明代浙江慈溪人。成化甲辰二十年（1484）进士，服官且精医，《明史》称"士大夫以医名者，有王纶"。正德中，有《本草集要》《明医杂著》行于世。王纶私淑丹溪之学，发扬丹溪学说，并参合己见，形成自己的学术思想，主要体现在《明医杂著》中。在学术上，他"专主《内经》而博观乎四子"（《明医杂著·医论》）。四子即指仲景、河间、东垣、丹溪。认为"四子之书，初无优劣，但各发明一义耳"，其中东垣、丹溪对他影响最大。他说："人之一身，阴常不足，阳常有余。"又说："火旺致病者，十居八九，火衰成疾者，百无二三。”主张自少至老，“常补其阴，使阴与阳齐，则水能制火，水升火降，斯无病矣。”（《明医杂著·补阴丸论》）他归纳丹溪治病“不出乎气、血、痰，故用药之要有三：气用四君子汤，血用四物汤，痰用二陈汤。久病属郁，立治郁之方，曰越鞠丸。”（《医论》）这一学术思想也正是丹溪学说的精髓，至今中医界仍以“四伤说”为丹溪学术的中心观点，可谓深得丹溪之心法。其还在《补阴丸论》中完整地提出了滋阴学说的理法方药。他把丹溪“相火妄动，煎熬真阴”，改成“精血既亏，相火必旺”，倒因为果，所以“阳有余阴不足论”，也就成为滋阴学说的“病因病机”论了。王氏承袭丹溪养阴学说的精华，并加予发挥，使滋阴学说更完善和切合临床。

（六）汪机

汪机（1463—1539），字省之，号石山，明代安徽祁门人。其学多宗丹溪，并多有阐发。在医学理论方面，他沿承丹溪“阳有余阴不足论”，认为丹溪以“日明于月”的自然现象，印证“气常有余，血常不足”，主要是针对养生而论，“无非戒人保守阴气，不可妄耗损”（《石山医案·营卫论》）；又说丹溪“遇有病气虚则补气，血虚则补血”，并非专主阴虚论治。在丹溪养阴问题上，纠正后人的片面理解。

汪氏又能以精到的分析，揭示丹溪某些论点的微旨。如丹溪谓：“气病补血，虽不中亦无害也；血病补气，则血愈虚散，是谓诛罚无过。”汪氏认为这是丹溪指妄用辛热燥烈之品而论，用药宜偏柔和，勿可过刚烈，以免耗伤阴精。

汪氏医学主旨虽宗丹溪，但又旁通东垣，他认为：“丹溪以补阴为主，固为补营；东垣以补气为主，亦补营也。”以营卫之说，横贯两家，不能不说是对丹溪学说的发展。

（七）高叔宗

高叔宗，生卒年不详，字子正，别号石山。江苏江阴人。诸生，能诗善书，尤精医，著有《资集珍方》等（清光绪《江阴县志》）。其中

《丹溪治要心法》原为丹溪门人整理而成，署名为朱丹溪述，明嘉靖间高叔宗予以校正重刻，高宾为之序，成书于明嘉靖二十二年（1543），在一定程度上反映出朱丹溪的学术思想。

（八）孙一奎

孙一奎（1522—1619），字文垣，号东宿、生生子，明代安徽休宁人。著《赤水玄珠》三十卷、《医旨绪余》二卷、《孙氏医案》五卷。孙一奎从师于黄古潭，黄古潭为汪石山的学生，汪石山又是朱震亨的私淑弟子，而朱丹溪受业于罗知悌，又得刘完素之传。因此，孙一奎受刘完素、朱丹溪的影响最深。在用药规律上，可体味出师承丹溪一脉的痕迹。

（九）方广

方广（1525—？），字约之，号古庵，明代安徽休宁人。方广早年习儒，因其母病，时医误治而卒，悲愤之余，遂心之于医。曾旅居河南洛阳、陈留等地，以医术闻名于时。方广由儒而医，亦私淑丹溪者，为医名著于时。他认为程充修订《心法》，未删附录。于是又进行删订，删去附录，突出正法正方，疾病分门别类，每证下，先列心法，次附方。卷首增丹溪《本草衍义补遗》，并将王纶《明医杂著》分隶卷中。前后历时五年，至明嘉靖十五年（1536）编成《丹溪心法附余》一书。经方氏精心删订，既突出丹溪辨证论治之旨，又简明切要。

（十）吴尚默

吴尚默（1562—1640），字以时，号元垣，安徽泾县人。明万历二十二年（1594）乡荐第二，任无锡教谕，曾与东林诸学者讲学，明万历四十四年丙辰（1616）进士。初任浙江义乌知县，有惠政。《丹溪手镜》为元朱丹溪撰，明吴尚默校辑，刊行于明天启元年（1621），吴尚默为该书作序称：令义乌，知丹溪医术之精，遍求丹溪之书。五年任满将解时，闻该书由丹溪后裔秘藏，已经三百年，遂索而镌之。《丹溪手镜》共三卷，160 篇。

四、学派传承脉络示意图

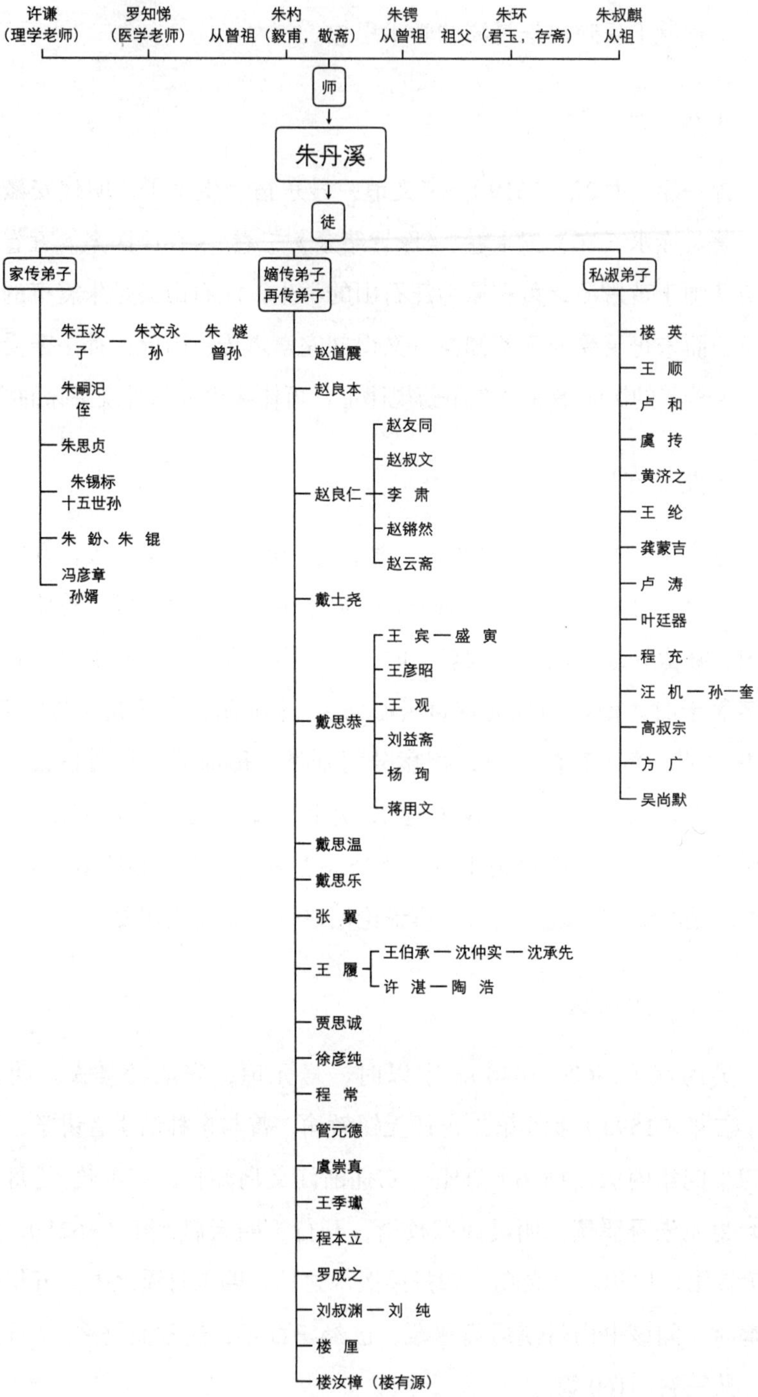

许谦
（理学老师）
罗知悌
（医学老师）
朱杓
从曾祖（毅甫，敬斋）
朱锷
从曾祖
朱环
祖父（君玉，存斋）
朱叔麒
从祖
师
朱丹溪
徒
家传弟子
朱玉汝
子
朱文永
孙
朱 燧
曾孙
朱嗣汜
侄
朱思贞
朱锡标
十五世孙
朱 鈖、朱 锟
冯彦章
孙婿
嫡传弟子
再传弟子
赵道震
赵良本
赵良仁
赵友同
赵叔文
李 肃
赵锵然
赵云斋
戴士尧
戴思恭
王 宾
盛 寅
王彦昭
王 观
刘益斋
杨 珣
蒋用文
戴思温
戴思乐
张 翼
王 履
王伯承
沈仲实
沈承先
许 湛
陶 浩
贾思诚
徐彦纯
程 常
管元德
虞崇真
王季瓛
程本立
罗成之
刘叔渊
刘 纯
楼 厘
楼汝樟（楼有源）
私淑弟子
楼 英
王 顺
卢 和
虞 抟
黄济之
王 纶
龚蒙吉
卢 涛
叶廷器
程 充
汪 机
孙一奎
高叔宗
方 广
吴尚默

第五章 学派代表著作撷菁

一、《格致余论》探讨

《格致余论》是中医学宝库中的重要著作之一，它集中反映了朱丹溪的学术思想。历史上，其书对繁荣学术，指导临床实践，起到了举足轻重的作用。时至今日，该名著对于考镜养阴学术源流，探究气血痰郁病机，指导祛病保健，意义不可低估。

《格致余论》为朱丹溪的代表作。格致，系儒家语，即“格物致知”。元代学者许谦将其作为探究理学的手段，丹溪为其弟子，承其学，取“格致”命名，反映了其书要旨在于：考证推论，探究医理。

丹溪生活年代，《局方》盛行，人们崇尚温燥，且“多酗酒纵欲，精竭火炽”。他能独具只眼，洞识其弊，以丰富的临床实践为基础，从《黄帝内经》《神农本草经》及张仲景、刘元素、李东垣、张从正、罗知悌等医家的著述中寻求医理，并能吸收理学的研究成果，形成了独有见地的学术见解，确立了其养阴学派创始人的地位。宋濂称其“所见粹精”“类多前人所未发”。《四库全书提要》对其书做了评价：“其说谓阳易动，阴易亏，独重滋阴降火，创阳常有余，阴常不足之论……谆谆于饮食色欲为箴。”

《格致余论》成书于元至正七年（1347），元代即有刻本问世，但未见存世。明万历二十九年（1601），吴勉学校刻《医统正脉》、清光绪庚子年间的《丹溪全书十种》，均收录其书，人民卫生出版社曾有单行本影印，并有编校本《丹溪医集》出版。2005年，人民卫生出版社配合国家中医药管理局启动的“优秀中医临床人才研修项目”，精选20种重点古籍整理出版，《格致余论》名列其中，成为中医临床必读之书。

（一）“阳有余阴不足”理论的阐述

《阳有余阴不足论》是《格致余论》中的重要篇章，其论阐述“阳常有余，阴常不足”的学术观点，强调保护阴精的必要，是丹溪倡导养阴学说的集中体现。

其论从“天人相应”的角度，论述了人身“气常有余，血常不足”，指出“人身之阴气，其消长视月之盈缺”。同时指出，在生命的生长壮老过程中，阴气难成易亏，四十岁以后，“阴气过半”；而“人之情欲无涯”，又往往受诸多外界因素的影响，“温柔之盛于体，声音之盛于耳，颜色之盛于目，馨香之盛于鼻”，种种物欲的刺激，人心往往难以克制而妄动，据此，丹溪强调，“阳有余阴不足”是生理之必然，病理之转归，保养大法在于收心养心，宜避一年之虚、一月之虚、一日之虚，以及病后之虚，保全天和。丹溪说的一年之虚，是指夏月火土之旺，冬月火气之伏的四、五、六、十、十一月；一月之虚，是指上弦前下弦后，月廓月空之时；一日之虚，为“大风大雾，虹霓飞电，暴寒暴热，日月薄蚀，忧愁忿怒，惊恐悲哀，醉饱劳倦，谋虑勤动”；病者之虚，“若病患初退，疮痍正作”。丹溪还将身体衰败的原因归结于犯此四虚，指出若犯此四者之虚，“夫当壮年便有老态，仰事俯育，一切隳坏”。

（二）“相火为病”观点的阐述

《相火论》是《格致余论》中另一篇重要文章，其中心思想是阐述“相火为病”的观点，强调火易动，阴易伤，要重视阴精的养护。

刘完素曾提出外感六气皆能化火之说，阐发火热病机，善治火热病证，自成体系。丹溪为其三传弟子，承其说，且多发明。《相火论》中对内生火热的发病机理有创造性地论述：相火寄于肝肾，源于精血，火易亢盛妄动，火妄动为贼邪，必伤耗阴精，阴伤会变生各种病症，“阴虚则病，阴绝则死”。人之虚在阴，阴之伤在火，火之起在动，其论环环相扣，细致缜密。丹溪之说，于临床施治、养生保健，其现实意义不可小视。

（三）倡导节制色欲

基于“阳常有余，阴常不足”“相火为病甚多”的论述，以及《饮食色欲箴》《房中补益论》等篇，丹溪阐述了“节欲”这一养生观点，倡导节制色欲，抑制相火，保护阴精。

丹溪解答房中补益法的提问说：人之疾病生于动，其动之极也，病而死矣。他指出，心为火居上，肾为水居下，水能升而火能降，一升一降，无有穷已，故生意存焉。水之体静，火之体动，动易而静难，故儒者立教，曰正心、收心、养心，即所以防火之动于妄；医者立教，恬澹虚无，精神内守，亦所以遏火之动于妄也。他还说：相火藏于肝肾阴分，君火不妄动，相火惟有禀命守位而已，焉有燔灼之虐焰，飞走之狂势也哉！在《饮食色欲箴》中，丹溪批评那些徇情纵欲者，惟恐不及，济以燥毒，终将伤血气，“身亦瘁”；谆谆告诫：养生之道，在于“远彼帷薄，放心乃收，饮食甘美，身安病瘳”。

（四）茹淡节饮食

《饮食色欲箴》说：山野贫民，淡薄是谙，动作不衰，此身亦安，其因在于节饮食，而味者，“因纵口味，五味之过，疾病蜂起”。反映了丹溪在饮食调养上的清润滋养主张。《茹淡论》更是推崇茹淡节食之理。

丹溪指出，茹淡饮食是天所赋的自然冲和之味，最有养阴之功，以补人体之阴精，而助人长寿。他说：“安于冲和之味者，心之收，火之降也”“天之所赋者，若谷菽菜果，自然冲和之味，有食之补阴之功，此《内经》所谓味也。”至于“大麦与粟之咸，粳米、山药之甘，葱、薤之辛之类，皆味也。”其中粳米最有补阴之功。“彼粳米甘而淡者，土之德也，物之属阴最补者也。”强调茹淡，节制饮食，以自然五味补养阴精。

（五）重养老、慎慈幼

《格致余论》中有养老、慈幼专论，揭示老人、小儿的生理病理特点，强调慎起居、调情志、节饮食、忌温燥。

《养老论》提出：人生至六十、七十以后，精血俱耗，平居无事，已有热证，故有头昏目眵、肌痒溺数、鼻涕牙落、涎多寐少、足弱耳聩、健忘眩晕、肠燥面垢、发脱眼花、久坐兀睡、未风先寒、食则易饥、笑则有泪诸症。故此，不但乌附丹剂燥烈不可妄用，至于好酒、腻肉、湿面、油汁、烧炙、煨炒、辛辣甜滑，皆在所忌。他说，人身之阴难成易亏，六七十后，阴不足以配阳，孤阳几欲飞越，因天生胃气尚尔留连，又藉水谷之阴，故羁縻而定耳，尤当谨节饮食。

《慈幼论》强调，人十六岁以前，血气俱盛，惟阴长不足，肠胃尚弱，要注意养护。如稠黏干硬，酸咸甜辣，一切鱼肉、木果、湿面、烧炙、煨炒，俱是发热难化之物，皆宜禁绝。他还重视乳母的饮食对小儿的影响，他说："儿之在胎，与母同体，得热则俱热，得寒则俱寒，病则俱病，安则俱安，母之饮食起居，尤当慎密。"其理，乳子之母，饮食下咽，乳汁便通，情欲动中，乳脉便应，病气到乳，汁必凝滞。儿得此乳，疾病立至，或生热，或吐泻，或疮疾，为口糜，为惊搐，为夜啼，为腹痛，种种不一。他强调要细察小儿病证表现，调节好母亲饮食，母安则子亦安，病证消弭。

（六）妇科疾病调治

《格致余论》中有许多妇科疾病调治的篇章，内容涉及受胎、堕胎、难产、月经病、乳房病等。

《受胎论》讲述"阴阳交媾，胎孕乃凝"之理。《胎自堕论》论堕胎之由，强调重视血气的养护，避免堕于内热而虚者。《难产论》强调补其母气，使儿健而易产。《经水或紫或黑论》讲述月经的变化，谓经水即阴血，血为气之配，气热则热，气寒则寒，气升则升，气降则降，气凝则凝，气滞则滞，气清则清，气浊则浊。见有成块者，气之凝也；

将行而痛者，气之滞也；来后作痛者，气血俱虚也；色淡者，亦虚也；错经妄行者，气之乱也；紫者，气之热也；黑者，热之甚也。他反对一概将经紫、黑、作痛、成块，指为风冷，要求重视热甚兼水化的机理，慎用温热之剂。

《乳硬论》论乳房结核发病与治疗，突出阳明、厥阴经的作用。其论：乳房，阳明所经；乳头，厥阴所属。乳子之母，不知调养，怒忿所逆，郁闷所遏，厚味所酿，以致厥阴之气不行，故窍不得通而汁不得出；阳明之血沸腾，故热甚而化脓。亦有所乳之子，膈有滞痰，口气热，含乳而睡，热气所吹，遂生结核。治疗上，初起时揉令稍软，吮令汁透，使能消散；痈疖成后，当疏厥阴之滞，清阳明之热，行污浊之血，消肿导毒。

（七）强调气血痰郁湿热致病

《格致余论》中还反映了丹溪对气血痰郁致病的学术观点。如《乳硬论》的“忧怒抑郁，朝夕积累，脾气消阻，肝气横逆，遂成隐核”论述，短短数语，将情志对发病的影响放到了突出的位置；《经水或紫或黑论》描述的“血为气之配，气热则热，气寒则寒，气升则升，气降则降，气凝则凝，气滞则滞，气清则清，气浊则浊”，强调了气血在病理上的互为影响。

《倒仓论》的“糟粕之余，停痰瘀血，互相纠缠，日积月深，郁结成聚……发为瘫痪，为痨瘵，为蛊胀，为癞疾，为无名奇病”；《臌胀论》的“清浊相混，隧道壅塞，气化浊血，瘀郁而为热，热留而久，气化成湿，湿热相生，遂成胀满”；《疝气论》的“此证始于湿热在经，郁而至久，又得寒气外束，湿热之邪不得疏散，所以作痛”；《痛风论》的“彼痛风者，大率因血受热已自沸腾，其后或涉冷水，或立湿地，或扇取凉，或卧当风，寒凉外搏，热血得寒，污浊凝涩，所以作痛”，等等，反映了丹溪重视湿热痰瘀在发病中的作用。这对于临床识证用药有着重要的指导意义。

（八）保护人体正气，慎用攻法

丹溪治病的一大特色是强调保护人体正气，慎用攻法，即所谓“阴易乏，阳易亢，攻击宜详审，正气须保护”“攻击之法，必其人充实，禀质本壮，乃可行也，否则邪去而正气伤，小病必重，重病必死”。这一观点还反映在他对臌胀的论治中。他论臌胀，谓由七情内伤，六淫外侵，饮食不节，房劳致虚，脾土之阴受伤，转运之官失职，清浊相混，隧道壅塞，遂成胀满，治疗中要时时顾护正气，不可攻伐太过。故有“此病（臌胀）之起，或三五年，或十余年，根深矣，势笃矣，欲求速效，自求祸耳”的论述。书中还有《病邪虽实胃气伤者勿使攻击论》《虚病痰病有似邪祟论》等，所用篇名即表明了对虚证论治的审慎。所有这些不凡的学术见解，有助于指导临床权衡邪正虚实确切施治。

（九）治病必求其本

丹溪说，病之有本，犹草之有根也。去叶不去根，草犹在也。治病犹去草，病在脏而治腑，病在表而攻里，非惟戕贼胃气，抑且资助病邪。

《涩脉论》强调脉诊的重要，谓“医者欲知血气之病与不病，非切脉不足以得之”。要知其常，更要识其变。丹溪举涩脉为例，谓“固多虚寒，亦有痼热为病者”，血与气，或因忧郁，或因厚味，或因无汗，或因补剂，气腾血沸，清化为浊，老痰宿饮，胶固杂糅，脉道阻涩，不能自行，亦见涩状。若重取至骨，来似有力且带数，以意参之，于证验之，形气但有热证，当作痼热论治。《治病必求其本论》中丹溪族叔祖，积痰在肺，夏末患泄利；王仲延每日食物必屈曲自膈而下，且硬涩作微痛；邻人下疳疮证。三人俱是涩脉，丹溪强调，同是涩脉，病证不同，或带弦，或不弦，治法迥别，其要在于求其本而治。

《恶寒非寒病恶热非热病论》强调要深究寒或热之根本原因，求本论治。《治病先观形色然后察脉问证论》推崇《内经》诊病之道，观人勇怯、肌肉、皮肤，能知其情，辨其虚实，知其宜与不宜，审慎从事。

（十）清理脾胃倒仓论

朱丹溪别开生面地提出“倒仓论”，并以此法治愈其师许谦罹患多年的痿证。《倒仓论》记载：“肠胃为市，以其无物不有，而谷为最多，故谓之仓，若积谷之室也。倒者，倾去积旧而涤濯，使之洁净也……其方出于西域之异人，人于中年后亦行一二次，亦却疾养寿之一助也。”现代认为“倒仓”，又称为“清肠”“清仓”，是通过清理胃肠道积滞而预防、治疗疾病的方法。人体的肠胃就像一个粮仓，在贮存营养物质的同时，也产生了大量有害物质，若不及时加以清理，有害物质就会越积越多，损害人体健康。因此，所谓“倒仓”，就是及时排除肠道的糟粕浊物，推陈出新，保持胃肠道清洁。具体操作方法：以黄牡牛，择肥者买一二十斤，长流水煮糜烂，融入汤中为液，以布滤出渣滓，取净汁，再入锅中，文火熬成琥珀色，则成矣。每饮一钟，少时又饮，如此者积数十钟。寒月则重汤温而饮之。病在上者，欲其吐多；病在下者，欲其利多；病在中者，欲其吐下俱多。全在活法，而为之缓急多寡也。须先置一室，明快而不通者，以安病患。视所出之物，可尽病根则止。吐利后，或渴不得与汤，其小便必长，取以饮病者，名曰轮回酒。与一二碗，非惟可以止渴，抑且可以涤濯余垢。睡一二日，觉饥甚，乃与粥淡食之。待三日后，始与少菜羹自养，半月觉精神涣发，形体轻健，沉悉安矣。其后须五年忌牛肉。

二、《局方发挥》探析

《局方发挥》乃朱丹溪代表作之一。该书针对宋代方书《局方》仅于每方之下条列症状而不论述病因病机，立法简单而又少变通，用药偏于刚烈香燥等问题，以问答形式为体裁，展开论辩和质疑，并进行了发挥，所以称为《局方发挥》。该书论述精当，与《格致余论》互为补充发明，共同阐发作者相火论和阳有余阴不足的学术思想，是反映丹溪理论主张与临床经验的重要著作。

（一）批驳制药俟病弊端

《局方》为宋·裴宗元、陈师文等奉宋政府命组织编修的，共五卷，分二十一门，载方 297 首，大多为丸、散，系一部关于中成药的专书。因其可以据证检方，即方用药，使用方便，故得到广泛传播和推广。应该说，在仲景之后至唐宋，医学发展的特点是在实践方面积累了丰富的经验，有《千金方》《外台秘要》《圣惠方》《圣济总录》等方书出现，《局方》是对繁多的方剂进行筛选和鉴定，使之由博返约，并以官方医疗机构的标准处方集形式颁布，患者可据病症选用成药。因其具有权威性和便捷性而风行一时，对医学的发展起到了一定的积极作用。《局方》中的许多方剂，不仅疗效确切，效果显著，而且至今仍在临床上发挥着重要作用。如凉膈散、紫雪丹、至宝丹、牛黄清心丸、逍遥散、附子理中丸、四君子汤、十全大补汤、参苓白术散、苏合香丸、失笑散、肥儿丸、藿香正气散、平胃散、八正散、二陈汤、川芎茶调散、小活络丹、戊己丸等。这些方剂适应病证范围广泛，疗效可靠，不仅广泛应用于宋代，而且在后世仍被普遍使用。特别需要指出的是，《中国药典》（1985 年版）共载成方制剂 207 首，其中引用《局方》中的方剂竟达 22 首之多，占总数 10.63% 左右，而历史上影响较大的《伤寒论》中的方剂仅引载 5 首，约占总数的 2.42%。由此可见，《局方》的延时效应是不可低估的。但是细究其组方，虽于每方之下条列症状，而没有说明病因病机，立法简单，缺少变通，并勉之常服、久服，“世人习之以成俗”，故产生了诸多弊端。因此，丹溪针对“《局方》制药以俟病”的错误做法进行了辩驳。他在卷首明确指出：“《和剂局方》之为书也，可以据证检方，即方用药，不必求医，不必修制，寻赎见成丸散，病痛便可安痊。仁民之意，可谓至矣。自宋迄今，官府守之以为法，医门传之以为业，病者恃以立命，世人习之以成俗，然予窃有疑焉。”批评《局方》只在方后记述主治的证候、药物剂量、修制服用的方法，却不议论病因病机。认为“病者一身，血气有浅深，体段有上下，脏腑有内外，时月有久近，形志有苦乐，肌肤有厚薄，能毒有可否，标本有先后，年有老弱，治有五方，令有四时，某药治某病，某经用某药，孰为正治、反治，孰为君、臣、佐、使，合是数者，计较分毫，议方治疗，贵乎适中。”如“集前人已效之方，应今人无限之病，何异刻舟求剑，按图索骥”。他分析小续命汤、地仙丹、润体丸等风门三十余方时谓：“风者百病之长，至其变化乃为他病，又曰善行数变……至宝丹、灵宝丹论之曰治中风不语，治中风语涩，夫不语与语涩，其可一例看乎？有失音不语，有舌强不语，有神昏不语，有口禁不语，有舌纵语涩，有舌麻语涩……一方可通治乎？”他还明确批评《局方》泄、痢不分，概以钟乳健脾丸、朝真丸、赤石脂散等热涩为治，认为：“泻痢与滞下混同论治，实实虚虚之患，将不俟终日矣。”指明两者鉴别在：“泄痢之病，水谷或化，或不化，并无努责，唯觉困倦。若滞下则不然，或脓，或血，或脓血相杂，或肠垢，或无糟粕，或糟粕相混，虽有痛、不痛、大痛之异，然皆里急后重，逼迫恼人。”因此，他在绪论中说“医者，意也”，强调人体的生理功能、病理变化千差万别，治疗各异，医之关键在于随机应变，如果用不变之成方应对千变万化之病情，则犹如刻舟求剑，按图索骥。丹溪认为临证治病，犹如对敌之将，操舟之工，必先求其得病之因，审其所犯何邪，视标本缓急，先后施治，所谓“病之有本，犹草之有根也”，尝谓：“圆机活法，《内经》具举，与经意合者，仲景之书也。”赞扬仲景“因病以制方”，其诸方为万世法，善用者用其法。言中肯綮，有启后学。

但也有人认为，丹溪忽略了《局方》系一部关于中成药的专书。中成药系以中药材为原料，在中医药理论指导下，把疗效确切的处方、验方或秘方制成不同剂型药物成品，它具有效验、方便、经济等特点，是防治疾病不可缺少的药物。《局方》中的许多中成药都是前人无数次临床成功经验的总结，疗效确切，尽管疾病变化多端，但变中有常，疾病的发生与演变不是杂乱无章的，而是有规律的。因而在一定时期内疾病谱系是相对稳定的，这就使得前人的经验可以为后人所借鉴。因而可以说，中成药及其专书的问世，是传统药物学发展的必然归宿。至于丹溪责难“集前人已效之方，应今人无限之病”，这并不是《局方》之过，乃使用者不知权变，以为《局方》之方可包治百病之过也。事实上今人用古方，后人用前人方，都需灵活把握，对仲景方也如此。就古病和今病而言，一方面因为许多疾病古今是相同或相似的。因而，不少古方不仅治古病，沿用至今依然有效。如此，将有效之方固定下来，并加以法典化，不仅是可行的，而且节时省力，方便病家。规范和指导后世方剂学的发展，使后世有章可循，有法可依。

（二）反对滥用香燥之品

丹溪师承河间学说，反对《局方》滥用辛香燥热之品，他说："今《局方》辛香燥热，以类而聚之，未尝见其所谓远热也。"例如脾胃气滞当辨寒热，而《局方》"径以乌、附助佐丹剂，专意服饵，积而久也，血液俱耗，胃脘干槁。……遂使药助病邪，展转深痼"等。丹溪论述说："经曰：阴平阳秘，精神乃治。气为阳宜降，血为阴宜升。……今观诸汤，非豆蔻、缩砂、干姜、良姜之辛宜于口，非木香、沉香、檀香、苏桂之香宜于鼻……主者以此为礼，宾朋以此取快。不思辛香升气，渐至于散，积温成热，渐至郁火。"可见当时以《局方》辛香燥热为时尚已成为一种流弊，故丹溪批评道："例用辛香燥热为方，不知权变，宁不误人？"明确对《局方》滥用辛香燥热之品提出质疑。又如气病及呕吐、噎膈、吞酸、痰饮等明显是热证，但《局方》却用安息香丸、五膈丸、丁沉煎丸、倍术丸等热药，故丹溪首先在绪论中阐述这些病证属热的机理，并以刘河间说为据，继而大量援引《金匮要略》中相关条文，归纳其治法，指责《局方》"用辛香燥热之剂，以火济火，实实虚虚"。从"阳常有余，阴常不足"观点出发，认为人体水不胜火，气升火炎，气病多属热，如果以寒论治，投以辛香燥热之剂，只是暂时得快，其原因是"气郁为湿痰，丹性热燥，痰湿被劫，亦为暂开，所以清快"。久服则自气成积，为痰饮、吞酸，继则痰挟瘀血，为痞、痛、呕吐、噎膈。即使是患者自言冷气上冲，也属"火极似水"，体现了以火热立论的学术思想。然后指出丹药助火，"阴血愈耗，其升愈甚"。近年有人提出丹溪批驳《局方》"例用辛香燥热"有偏见之倾向，认为《局方》用药并非一派香燥，从《局方》所载的467味药物来看，其中辛温药为176味，平性药为107味，而寒凉药则为184味，寒凉药占近1/3。其实应该看到，丹溪的批评主要是针对其聚辛香燥热为一体或燥热金石并用之方，而并非全面否定《局方》，这从其证治亦选用《局方》方药即可看出。如从牛黄清心丸、八正散、凉膈散、紫雪、牛黄凉膈丸、红雪通中散、龙脑饮子、甘露丸及消毒麻仁丸等方来分析，即以寒凉药为主，而主治热病。即使是治疗寒性病的方剂，如回阳救逆之黑锡丹也伍用了苦寒的金铃子、寒凉的朱砂，以防温燥太过。但《局方》辛香燥热药出现频率之多是不容忽视的，有些方剂全属辛燥，于仲景立法相去甚远，后世已多不用。因此，丹溪之评还是有一定道理的。

（三）主张脾胃清养之法

人体气血的充盛，有赖于水谷的滋养。而水谷之滋养气血，又与脾胃的运化息息相关。因此，丹溪非常重视对脾胃的治疗。他认为："胃为水谷之海，多血多气，清和则能受；脾为消化之气，清和则能运。"说明脾胃位处中焦，职司运化，当其一虚，枢机失职，升降无权，则"当升者不得升，当降者不得降，当变化者不得变化，中焦之气结聚，不得发越"，而成六郁之证，即所谓"气为之病，或痞或痛，不思食，或噫腐气，或吞酸，或嘈杂，或膨满"。临证表现多端，或痞或胀，或痰或饮，甚而积聚癥瘕，凡此种种，病本皆在中焦。如果此时"医者不察，犹执为冷，翻思前药，随手得快，至此宾主皆恨药欠燥热，颙伺久服，可以温脾壮胃，消积行气，以冀一旦豁然之效"，势必造成"反得香热之偏，助气血沸腾。其始也，胃液凝聚，无所容受；其久也，脾气耗散，传化渐迟。……积而久也，血液俱耗，胃脘干槁。其槁在上，近咽之下，水饮可行，食物难入，间或可入亦不多，名之曰噎；其槁在下，与胃为近，食虽可入，难尽入胃，良久复出，名之曰膈，亦曰反胃。大便秘少，若羊矢然，名虽不同，病出一体。……第恨医者不善处治，病者不守禁忌，遂使药助病邪，展转深痼，去生渐远，深可哀悯"，因此，他在《局方发挥》中也反复强调脾胃不宜辛香燥热，主张"清养脾胃”为当。此论实际上开创了后世脾胃养阴学说之先河。在具体临证用药上，丹溪着眼于调理脾胃，以畅达气机，扶持元气，使中气复而元气足，阴火敛而相火降，认为补阴精必补胃气，脾胃得以“清养”，方能收养阴之功。故他往往在临证加入姜枣调护中脏，清养脾胃，因姜枣相配性温和，能温和脾胃，补养脾胃之气阴。常于“四物汤中倍加白术，佐以陈皮，健脾行气，清养脾胃”。

（四）注重中风辨别论治

中风病因复杂，其病因研究在唐宋以前，主要以“外风”学说为主，多从“内虚邪中”立论，唐宋以后，特别是金元时期，才突出以“内风”立论，其中刘河间力主“心火暴甚”，李东垣认为“正气自虚”，这是中风病因学说上的一大转折，完善了对中风病因的认识。丹溪在《局方发挥》第二部分中首先指责《局方》对中风识证用药之非，他说：“《局方》本为外感立方，而以内伤热证混同论治，其为害也，似非细故。”这是针对《局方》中“治诸风”一卷而言。剖析《局方》中治诸风一卷，诸风不仅指外感而言，其中也包括中风在内。该卷中的至宝丹、灵宝丹、牛黄丸、雄朱丸、小续命汤、铁弹丸、大圣一粒金丹、省风汤、三生饮、大醒风汤、四生丸等方，均明确标以治卒中、中风等病。丹溪举例质疑《局方》中“润体丸等三十余方，皆曰治诸风，治一切风，治一应风，治男子三十六种风，其为主治甚为浩博，且寒热虚实，判然迥别，一方通治，果合经意乎？果能去病乎？龙虎丹、排风汤俱系治五脏风，而排风又曰风发，又似有内出之意”。因此，他集众家之论，主张“湿痰生热”。他立足于河间火热论阐述中风病因病机，提出岐伯、仲景、孙思邈所言之风属外感，刘河间所言之风指内伤热证，与《内经》痿证相合。他说：“大率主血虚有痰，以治痰为先，次养血行血，或作血虚挟火与湿。大法去痰为主，兼补姜汁不可少。《内经》曰：邪之所凑，其气必虚。刘河间以为内伤热病，张仲景以为外邪之感。风之伤人，在肺脏为多。半身不遂，大率多痰。痰壅盛者，口眼歪斜者，不能言者，法当吐。轻者，醒者，瓜蒂散、稀涎散；或以虾半斤入酱、葱、椒等煮，先吃虾，后饮汁，探吐之，引出风痰。”这些说明了痰湿壅盛型中风的论治。从而提出泻火补水为治疗大法，并强调视其兼夹而灵活制方，使中风的急性阶段及其后遗症的辨证论治、处方用药等方面，均具有独特理论和特殊疗效。以后王安道继承古人与丹溪中风学说，经过大量临床实践，首先提出了“真中风”和“类中风”的概念，使中风的定义有了新的认识，是对丹溪学说的进一步发展。

（五）倡导泻南补北治痿

痿证是指肢体筋脉弛缓、软弱无力，日久因不能随意运动而致肌肉萎缩的一种病证。《内经》对痿证的记载比较详细，从病因病机、证候特点、治疗方法等方面分为皮痿、脉痿、筋痿、肉痿、骨痿，其主要病理为“肺热叶焦”或“因于湿，首如裹；湿热不攘，大筋软短，小筋弛长，软短为拘，弛长为痿”，明确提出“治痿独取阳明”的治疗大法。后世医家对本病有专题论述，特别是张子和在《儒门事亲》中把风、痹、厥证的证候特点与痿证做了详细鉴别，提出“痿病无寒”论点。朱丹溪在此基础上则更进一步扩充了张子和的学说，他在《局方发挥》绪论中指出，由于《局方》用治风之药通治诸痿证，而造成世人将风病同诸痿证混淆。认为《素问·风论》所论的风是指外感，“无瘫痪、痿弱……语涩、不语之文”，以纠正“风痿混同”之弊。丹溪在《局方发挥》第一个问答中对《局方》在治风之外，又言“神魂恍惚、起便须人、手足不随、神志昏愦、瘫痪亸曳、手足筋衰、眩晕倒仆、半身不遂、脚膝缓弱、四肢无力、颤掉拘挛、不语、语涩、诸痿等证，悉皆治之”的做法提出质疑。他认为昏惑、瘛疭、瞀闷、暴喑等症皆属于火，四肢不举、舌本强、痰涎有声等症皆属于土，都是湿热内伤之病，当作诸痿治之。并对《局方》至宝丹、灵宝丹所治病症逐一辨析，以见《局方》以一方通治且用药燥悍香窜的弊端。故他根据《素问·痿论》“五脏因肺热叶焦，发为痿躄”的理论，继承东垣治痿之经验，认为诸痿皆起于肺热，只宜补养，如果用治外感风邪之方治之，难免实实虚虚之祸。从而提出“泻南方，补北方”的治痿原则，对后世影响颇深，至今仍有参考价值。

总之，《局方发挥》是以《内经》理论及仲景之学、河间之说等为依据，对《局方》进行的论辩和质疑，旨在纠正时弊。丹溪先生在该书中强调人体的生理功能、病理变化千差万别、治疗各异，医之关键在于随机应变，批评《局方》只在方后记述主治的证候、药物剂量、修制服用的方法，却不议论病因病机，是用一方通治诸病，用不变之成方以应千变万化之病情。《局方发挥》一书中丹溪继续倡导“相火”及“阳有余阴不足”二论，批驳《局方》用药偏燥热，更批评当时医学界不研求医理的社会习俗，其主旨在于阐述滋阴的学术观点和辨证论治的精神。虽激烈之辞不绝卷中，但对纠正当时形成的不辨证用药，滥用《局方》方剂之流弊，起了一定的积极作用。

三、《本草衍义补遗》特色

《本草衍义补遗》（下称《补遗》），明代宋濂《石表辞》、戴良《丹溪翁传》均有记载，所以认定为丹溪自撰之作是没有问题的。但由于原书正文中多处出现分隔号“○”隔开，分成两个部分，而后一部分多引用前人资料，或对丹溪药论予以评述，如“菊花”条中有“丹溪所言苦者勿用”、“薏苡仁”条中有“丹溪先生详矣”等语，说明该书中有部分内容并非丹溪所撰。明王鏊《姑苏志》谓丹溪弟子赵良仁编有《丹溪药要》，明郑沂书写戴思恭《行状》及曹昌所撰《墓志铭》均记载：丹溪弟子戴原礼有《本草摘抄》一书传世，而明叶盛（1420—1474）撰的《菉竹堂书目》载有丹溪《本草摘抄》一卷，与上戴原礼书名相同，故这部分内容疑为丹溪门人所补。所以作者应该为朱丹溪，其后经门人修订增补，根据丹溪论药以阴阳五行属性来阐述药理的特点，原书中前一部分“凡一百五十三种”大多记载药物的阴阳五行属性，而后一部分“新增补四十三种”则无此内容，其中的药物品种也不是增补《本草衍义》（下称《衍义》）的，因此可考虑为门人增补的内容。

有关《补遗》的成书年代无考，一般都附于丹溪卒年（1358）之后。其书从文献记载来看，最早见于明杨珣所辑的《丹溪心法类集》。据《丹溪心法附余》凡例云："丹溪《本草衍义补遗》虽另成一书，然陕版、蜀版、闽版《丹溪心法》咸载之。程用光重订《丹溪心法》，而徽版乃削去之，反不美。今仍取载书首，使人得见丹溪用药之旨也"(《丹溪心法附余·凡例》)。《丹溪心法类集》即《丹溪心法》陕版。由于戴原礼《本草摘抄》已佚，而戴原礼《金匮钩玄》目前认为是《丹溪心法》系列的祖本，因此，《本草摘抄》与《补遗》两者之间关系密切，有可能《本草摘抄》就是《补遗》的早期流传版本。

《补遗》全书不分卷，共一册，其体例亦与《衍义》相仿，类似笔记形式，内容繁简不等，有的详细论述药理及药材鉴别，如论石膏谓："尝观药命名，固有不可晓者，中间亦多有意义，学者不可不察。如以色而名者，大黄、红花、白前、青黛、乌梅之类是也；以气而名者，木香、沉香、檀香、麝香、南香之类是也；以质而名者，厚朴、干姜、茯苓、生地黄之类是也；以味而名者，甘草、苦参、龙胆草、淡竹叶、苦酒之类是也；以能而名者，百合、当归、升麻、防风、硝石之类是也。石膏，火煅细研，醋调封丹炉，其固密甚于石脂，苟非有膏，焉能为用？此兼质兼能而得名，正与石脂同意。阎孝忠妄以方解石为石膏。况石膏甘辛，本阳明经药。阳明主肌肉。其甘也，能缓脾益气，止渴去火；其辛也，能解肌出汗，上行至头。又入手太阴、手少阳。彼方解石止有体重质坚性寒而已，求其所谓石膏，而可谓三经之主者焉在哉？医欲责效，不可难乎？又云：软石膏可研为末，醋研，丸如绿豆大，以泻胃火、痰火、食积，殊验。生钱塘者，如棋子，白澈最佳，彭城者亦好。又有一种玉火石，医人常用之，云味甘微辛温，治伤寒，发汗，止头痛、目昏眩，功与石膏等，故附之。"(《补遗》)先从石膏的色泽、气味、质地来分析其命名及功能，再提出其与方解石的鉴别依据。而某些药物仅以数十字言，一笔带过。如乌桕木"解蛇毒"，郁李仁"阴中之阳，破血润燥"等，仅言数字。由此可见，《补遗》可能是丹溪阅读《衍义》时的读书笔记，也有可能是丹溪讲授中药的备课笔记。

（一）增加品种

有关《补遗》收载的药物及新增补数目，目前说法不一，尚志钧等编著《历代中药文献精华》认为载药 153 种，后新增补 43 种。也有人认为，载药 153 种，后新增补 33 种。经与《衍义》仔细核对，确定前一部分药物条目 152 种，但其中“防风、黄芪”一条应为二味药物，故实际载药 153 种；后一部分原书题“新增补四十三种”，实际药物条目 42 种，但其中“熟地黄”一条中收载“生地黄”，故实际载药 43 种。两者相加，共 196 种无误，但问题是有关“新增补”的品种，原书所谓“新增补” 43 种药物中，经考证，《衍义》已收载的有：当归、细辛、天麻、赤箭、柴胡、旋覆花、泽泻、熟地黄（在“地黄”条中）、草豆蔻（在“豆蔻”条中）、茴香（作“香子”）、连翘、甘遂、天门冬、桑白皮（在“桑螵蛸”条中）、青皮、桃仁（作“桃核仁”）、生姜、赤石脂、款冬花、麻黄、郁李仁、豉、瞿麦、牡蛎等共 24 种，后一部分实际新增补仅 19 种药物，而前一部分药物中《衍义》没有收载的有：灯心、竹沥、羚羊角、面、缩砂、黄芩、天南星、锁阳、水萍浮芹、马鞭草、灯笼草、山楂子、漏芦、姜黄、御米壳、乌桕木、卤碱、缫丝汤、麻沸汤、潦水、败龟版、蛤粉、人中白、人中黄，共 24 种，这样两者相加，实际新增补药物也为 43 种，说明原书新增补药物数目没错，只不过所放的位置不正确。此外，《补遗》中药物名称与《衍义》不同，而实际药物基原一致的有：苏（兰苏）、松（松黄）、皂角刺（皂荚）、凌霄花（紫葳草）、香附子（莎草）、蜀椒（秦椒）6 种；药物基原虽一致，但扩大了药用部位的有：苋（苋实）、犬（犬胆）、鸡（丹雄鸡）3 种；将《衍义》数种药物合并为一种的有：硝（朴硝、芒硝、硝石、英硝）、蛤蟆（蛤蟆、蛙）2 种。

（二）补释药性

《衍义》为北宋末年寇宗奭所编，该书虽说是对《嘉祐本草》的修订，其实并非类似唐慎微《证类本草》那样，在前人本草的基础上加入新补充的资料，即后一部书包含前一部书，而是依据医学理论，并结合寇氏自己的实际经验，对具体药物进行药理方面的解释，重点阐发了药物基原、药材质量、炮炙制剂、用药方法，开创药性理论研究之先河，在本草史上占有重要的地位，并对金元时期药物研究影响巨大，故后世对其书有较高的评价。明代医家李时珍赞其为“援引辨证，发明良多”（《本草纲目》)。清人杨守敬评价为“本草之学，自此一变”(《日本访书志》)。丹溪之前已有刘完素、张元素、李东垣等对药性理论的探讨。如刘完素在《素问病机气宜保命集·本草论》中论述了常用药物的性味归经，张元素的《珍珠囊》建立了药物气味阴阳厚薄、升降浮沉补泻、六气十二经及引经体系，李东垣的《用药心法》在此基础上又创立了药物气味厚薄归类的“药类法象”，成为临床医生用药指南。朱丹溪之师罗知悌虽为刘完素的再传弟子，又旁通张、李二说，但丹溪却没有像王好古《汤液本草》那样，补充发挥李东垣的“药类法象”，而是针对寇宗奭的《衍义》进行了“补遗”。这主要原因是朱丹溪深研理学，因此，他在论药时非常注意探求药物的阴阳五行属性，并据此来解释药物的命名义理、性味归经及功效主治，这与寇宗奭在《衍义》中以阴阳五行来归类和阐解药性的观点相吻合，而与刘完素、张元素、李东垣等较多地着眼于药物气味厚薄阴阳、升降浮沉归经的做法完全不同。此外，丹溪重视临床，主张以研究医经医理来结合医疗实践，而《衍义》能密切联系临床实际，阐发药理、药性，故为丹溪所推崇。这就是丹溪选择《衍义》作为研究对象的主要原因。《补遗》针对《衍义》中部分药物没有以阴阳五行来阐解药性的遗漏或疏忽进行了补充。如山药，《衍义》仅有释名、炮制方法和宜忌，而《补遗》则补充了其药性为“属土，而有金与水、火，补阳气，生者能消肿硬。经曰：虚之所在，邪必凑之而不去。其病为实，非肿硬之谓乎？故补血气则留滞，自不容不行”。

（三）拓展功效

《衍义》中有许多药只言辨药物产地或药形、色味，而未言功能。而《补遗》则进行了大量增补。如决明子，《衍义》云：“苗高四五尺，春亦为蔬，秋深结角，其子生角中，如羊肾。今湖南北人家圃所种甚多，或在村野成段种。《蜀本图经》言：叶似苜蓿而阔大，甚为尤当。”仅言药形、产地，而《补遗》则论述云：“能解蛇毒。贴脑止鼻洪，作枕胜黑苔，治头痛，明目也。”

丹溪重视用药实践，并广引其他医学文献，努力拓宽《衍义》中的药物主治范围。如诃子，《衍义》谓：“气虚人亦宜缓缓煨熟，少服。此物虽涩肠而又泄气，盖其味苦涩。”《补遗》论述为：“此物虽涩肠，又泄气，盖味苦涩。又其子未熟时风飘堕者，谓之随风子，尤珍贵，小者亦佳。治痰嗽咽喉不利，含三五枚殊胜。又云：治肺气因火伤极，遂郁遏胀满，盖具味酸苦，有收敛降火之功也。”

（四）重视炮制

炮制的目的除适应临床需求外，还能消除或减低药物的毒性，保证用药安全和有效。丹溪在这方面比较重视。在《补遗》中常根据自己的临床经验，提出一些毒性药物的炮制方法。如附子，他“每以童便煮而浸之，以杀其毒，且可助下行之力，入盐尤捷”。

（五）强调禁忌

丹溪针对《衍义》在用药禁忌方面缺略情况，特别强调药物使用的注意事项。如浆水“宜作粥，薄暮啜之，解烦去睡，调理脏腑。妇人怀妊，不可食之”。人参“与藜芦相反，若服一两参，入芦一钱，其一两参虚费矣，戒之！”葶苈“属火属木，性急，善逐水，病人稍涉虚者，宜远之。且杀人甚捷，何必久服而后致虚也”。

（六）纠正舛误

《补遗》还对《衍义》一些舛误进行了纠正，提出独到的见解。如肉苁蓉，《本草图经》称其“皮如松子有鳞”，《衍义》沿袭其误，认为“于义为允”。丹溪见过其真形，谓“何曾有鳞甲者？”又如“《衍义》以柚为橘，有无穷之患”。饴糖“属土，成于火，大发湿中之热。《衍义》云‘动脾风’，是言其末而遗其本也”。

李时珍曾评论《补遗》时说：“此书盖因寇氏《衍义》之义而推衍之，近二百种，多所发明。但兰草之为兰花，胡粉之为锡粉，未免泥于旧说。而以诸药分属五行，失之牵强耳。”（《本草纲目》）指出该书在药物辨识尚存在不足之处。此外，由于丹溪对药物的阴阳五行属性上没有进行理论上的阐述，因此在临床也就缺乏实用价值。应该肯定的是《补遗》虽收药仅二百余味，文字不及万余，内容简短，但却凝结着丹溪依据自己精通理学和临床实践所得的经验，为后世研究本草提供了借鉴。

四、《金匮钩玄》研讨

《金匮钩玄》是一部代表丹溪学术思想的重要著作，具有较高的临床实用价值。该书忠实记录了朱丹溪治疗内科杂病、妇科、儿科、五官科和外科等疾患的诊治经验，是丹溪“阳常有余，阴常不足”“相火”“湿热”及“气血痰郁”等学说在临床上的具体运用，对后世临床有着重要的指导作用，影响深远。因其内容简明扼要，故书名“钩玄”，而“金匮”二字以示为医家所“珍贵”。

《金匮钩玄》成书年月不详，清代因避康熙名讳而将“钩玄”改为“钩元”。《薛氏医案》收入本书时改名为《平治荟萃》。后光绪十七年（1891）、民国十三年（1924）等均有翻刻。其他如《古今医统正脉全书》《周氏医学丛书》《四库全书》等均收录本书。

有关该书作者，一直存在争议。该书旧题“门人戴原礼录”（《续金华丛书》），而《明史》、李濂《医史》及《四库全书总目提要》都认为，该书出丹溪之手而经戴原礼校订增补而成。由于宋濂《石表辞》、戴良《丹溪翁传》都未载此书，故清代周学海认为是“戴原礼节抄其师朱丹溪医案中语”，缀集成篇。我们认为，本书系丹溪授徒语言，经戴氏整理增补而成。从本书的内容来看，其论病大旨不出气血痰郁，与丹溪的学术思想是一致的；从体例来看，每病症下简明地阐述病因病机、方药运用，似属丹溪之语。而文中的“戴曰”，对正文进行提示归纳，往往起到“补注”的作用。至于附余六篇大论，其主旨即是发挥丹溪之学，是为戴原礼所增补。从文辞来看，其言辞简练，类似“语录”，属门人在老师授课或侍诊时随手记录下来，故有许多病症残缺不全。因此，《四库全书总目提要》等谓“元·朱震亨撰，明·戴原礼校补”是正确的。

《金匮钩玄》共三卷，含内、外、妇、儿等病症135门，并附医论六篇。每病症均简要地论述病因病机、治疗方药，并贯穿气血痰郁的辨证纲领，充分体现了丹溪学术思想在临床上的运用。书后所附的六篇医论，是戴氏对丹溪学术思想的继承和发挥。

（一）弘扬气血痰郁学说

丹溪对杂病的治疗颇有心得，故有“杂病宗丹溪”“杂病规朱彦修”之说。他对杂病的治疗主要从“气、血、痰、郁”四个方面着手，并创立了“气血痰郁”学说，以此指导临床杂病的治疗，这在本书中得到充分的反映。丹溪治疗气血痰郁创制越鞠丸行气解郁，适用于气、血、痰、火、湿、食等郁结而致的胸膈痞闷，或脘腹胀痛，嘈杂吐酸，饮食不化，嗳气呕吐等症，在当今临床上仍广为应用。戴氏在本书补注时发挥了丹溪气血痰郁学说。他说：“郁者，结聚而不得发越也，当升者不得升，当降者不得降，当变化者不得变化也。此为传化失常，六郁之病见矣。”明确指出郁证的关键为“传化失常”，即由传化失常而产生六郁之病。明代医家孙一奎在戴氏论述的基础上做了阐发，尝谓：“气郁者，胸胁痛，脉沉涩；湿郁者，周身走痛，或关节痛，遇阴寒则发，脉沉细；痰郁者，动则喘，寸口脉沉滑；热郁者，瞀，小便赤，脉沉数；血郁者，四肢无力，能食，便红，脉沉；食郁者，嗳酸，腹饱不能食，人迎脉平和，气口脉紧盛者是也。”进一步阐发了“六郁”之病的证候。更值得一提的是戴氏既继承丹溪之说，又吸收了李东垣“内伤脾胃，百病由生”的观点，把气血痰郁病症与脾胃的升降功能密切联系起来。他认为丹溪所制越鞠丸作用机制在于升降消导，因此只能用于“病而未深者”，治疗气血痰郁病症尚需根据病位的深浅辨证施治，颇具新意，对后世启发较大。

（二）扩大火热证治范畴

丹溪的主要学术思想是创立“阳常有余，阴常不足”及“相火”“湿热”为病的理论，在《格致余论》《局方发挥》等书中均已阐述，但缺乏临床印证。本书弥补了这一缺陷。如谓“凡气有余便是火。火急甚重者必缓之，生甘草兼泻兼缓，人参、白术亦可。人壮气实，火盛癫狂者，可用正治，或硝冰水饮之。人虚火盛狂者，可用生姜汤与之，若投以冰水正治，立死。有补阴即火自降者，炒黄柏、地黄之类”“火郁当发，看何经，轻者可降，重则从其性升之。实火可泻，小便降火极速”。故他在论治杂病时每多从火热立论，如嗳气、吞酸、嘈杂等均属“火动”，黄疸、痛风等同为“湿热”，中风、头痛、头眩等皆是“痰火”，凡此种种，不胜枚举，说明火热为患的广泛性和重要性。为此，在本书附录中，戴氏专立篇章来讨论此事。他从其师丹溪“阳常有余，阴常不足”的观点出发，认为“气化火，血易亏”。如说：“捍卫冲和不息之谓气，扰乱妄动变常之谓火。”说明正常的气可以化生万物，变则为火，可以败乱生机，即所谓“火之为病，其害甚大，其变甚速，其势甚彰，其死甚暴”，突出了火的危害性。而“人在气交中，常多动少静，故阳气最易滋长，阴血最易被耗。若阴血既亏，复受阳扰，实为百病变生之所由”。从而提出了“阳易亢，阴易亏”的论点，扩大了治疗火热证的范围。这是在继承丹溪学说的基础上，结合刘河间“五志过极化火”、李东垣“火与元气不两立”等学说，独抒己见所得，多为后世所宗。

（三）辨论滞下病因病机

滞下即痢疾，世医均以痢下赤白而分寒热，妄用兜涩燥剂止之。有的认为病机是积滞而用巴硇丸药攻之，还有的认为病机为湿热而用淡渗之剂利之，戴氏认为这是偏误。他根据刘河间在《素问玄机原病式》中反复陈喻“赤白同于一理”的观点，指出：“果肠胃积滞不行，法当辛苦寒凉药，推陈致新，荡涤而去，不宜巴硇毒热下之，否则郁结转甚，而病变危者有之矣。若泻痢不分两证，混言湿热，不利小便，非其治也。夫泄者，水谷湿之象，滞下者，垢瘀之物，同于湿热而成，治分两歧，而药亦异。若淡渗之剂，功能散利水道，浊流得快，使泄自止。此有无之形，岂可与滞下混同论治而用导滞行积可乎？其下痢出于大肠传送之道，了不干于肾气，所下有形之物，或如鱼脑，或下如豆汁，或便白脓，或下纯血，或赤或白，或赤白相杂，若此者，岂可与泻混同论治而用淡渗利之可乎？”他认为，滞下的病因病机是“皆由肠胃日受饮食之积，余不尽行，留滞于内，湿蒸热瘀，郁结日深，伏而不作；时逢炎暑大行，相火司令，又调摄失宜，复感酷热之毒，至秋阳气始收，火气下降，蒸发蓄积，而滞下之证作矣。以其积滞之下行，故名之曰滞下”。明确提出滞下的病机是“湿热瘀积”，至于泻下有赤白之分，亦是其“干于血分则赤，干于气分则白，赤白兼下，气血俱受邪矣”。因此，在治疗上应“通作湿热治，但分新旧”。时至今日，仍具有临床指导意义。

五、《推求师意》阐发

《推求师意》为戴原礼所撰，全书共56篇，载医案25则。其中论述内科病证有疟、消渴、喉痛、咳嗽、健忘、痨瘵、咳血、肺痿、痿、怖、痉、温病、手心热、发热、饮酒发热、梦遗、淋、小便不通、泄泻、膈噎、伤食、腹痛、内伤、中风、暑、注夏、暑风、湿、郁病、火、溺血、痰饮等32篇，医案15则；外科病证有疮疡、瘾疹、疥癣、酒糟鼻、肠痈、肩痈、脚气、大风、痛风、疝8篇，医案7则；妇科病证有恶阻病与胎化不成、产难2篇，医案3则；儿科病证有蛔虫、丹瘤、脱肛脱囊、木舌、解颅、夜啼、斑疹、惊、疳等9篇；附录变蒸、许衡与李才卿等论梁宽甫病证书、杂合邪治法、药病须要适当、试妊妇男女法等医论5篇。

（一）补《金匮钩玄》之意

从体例和内容看，戴原礼对《金匮钩玄》第一、第二卷绝大部分病证的理法方药进行了分析和补充，而有不少病证则是戴氏直叙己见。因此，《金匮钩玄》更像是戴氏师从朱丹溪的“跟师笔记”，乃戴氏将朱丹溪临床经验总结、分析和发挥后“编撰”而成，故“校补”之说值得商榷；相比较，《推求师意》则是对《金匮钩玄》“未尽之意”的进一步补充和发挥。下面列举其中7篇以证之。

1.《疟》篇。《推求师意》曰“然知母性寒，入治足阳明独盛之火，使其退就太阳也；草果性温燥，治足太阳独盛之寒，使其退就阳明也。二味合和，则无阴阳交作之变，故为君药。常山主寒热疟吐、胸中痰结，故用为臣。甘草和诸药，乌梅去痰，槟榔除痰癖、破滞气，故用为佐。穿山甲以其穴山而居，遇水而入，则是出阴入阳，穿其经络于荣分，以破暑结之邪，故用为使”，是对《金匮钩玄》所载“又方：草果，知母，槟榔，乌梅，常山，甘草（炙），穿山甲（炮）”的方义分析。

2.《温病》篇。《推求师意》所论“以人中黄疗时行热毒为主；苍术、香附散结解郁为臣；芩、连降火，人参补虚，桔梗、防风利气行经为佐；热毒郁结，则内外气液不通成燥，大黄苦寒而能荡涤燥热，滑石性滑味淡，将以利窍解结，通气液以润燥，二者一阴一阳，故用之为使”，是对《金匮钩玄》所载温病治法“有三法：宜补、宜降、宜散。又方：大黄，黄芩，黄连，人参，桔梗，防风，苍术，滑石，香附，人中黄”的方义解析。

3.《手心热》篇。《推求师意》中“原其方旨”“故用此方”所说的“方”，便是《金匮钩玄》中所附方剂“栀子、香附、苍术、白术、川芎、半夏”。

4.《发热》篇。针对《金匮钩玄》仅言“阴虚发热，用四物汤加黄柏……”《推求师意》指出其对“阴血虚而热者，叙之太略”。

5.《小便不通》篇。《推求师意》该篇首“治以吐法何也？”是对《金匮钩玄》该篇所载治疗气虚、血虚、有痰所致小便不通用探吐法设问，然后对其机理进行了论述。

6.《湿》篇。《推求师意》详述天、地、饮食之湿致病特点及治疗方法后，在文末的一句“岂苍术一味尽可用哉！”系对《金匮钩玄》该条“《本草》苍术治湿，上下俱可”的置疑。

7.《郁病》篇。《推求师意》所述“六郁例药，诚得其要”，是对《金匮钩玄》例举气、湿、痰、热、血、食六郁用药而言。而其中有关苍术、香附和抚芎性味升降性质的论述，则是对《金匮钩玄》所载越鞠丸的解析。

可见，《推求师意》是以《金匮钩玄》为母本的著作，是对师说《金匮钩玄》未尽之意的补充，读者须互参学习方可理解文义。

（二）广征博引推师意

经统计，全书56篇中引用历代医家著作论述的频次降序为：《内经》34篇、张仲景15篇、李东垣14篇、刘完素10篇、张子和7篇、陈无择5篇、钱仲阳4篇、巢元方与初虞世各2篇、孙思邈与陈文中各1篇。以下列举9篇作证。

1.《小便不通》篇。引述《内经》“三焦决渎”理论，说明肺、脾、肾三脏在水液运行与气化中的作用，提示可以因证运用宣肺气、行胃气、温肾阳等通利三焦方法以利小便。同时，以仲景“胃气行则小便宣通”和《内经》“脾病则九窍不通，小便不利”，推求丹溪先生“吾以吐法通小便，譬如滴水之器，开其上窍则下窍水自出焉！”即“提壶揭盖”之理论渊源。并附“寒湿束表”和“中气下陷”小便不通案以资佐证。

2.《泄泻》篇。先例举丹溪先生治疗泄泻四法，即：治“阳气暴脱，顿泄昏迷”之脾肾阳虚泄泻，先“急灸气海”后“饮人参膏十余斤”温补脾肾；治“肾阴虚，禁固之权失司”之肾阴虚泄泻，宜“峻补其肾”；治“积痰在肺，大肠之气不固”之积痰在肺泄泻，以化痰降肺使“大肠之虚自复”；治“忧思太过，脾气下陷”之忧思伤脾泄泻，拟开其郁结、补其脾胃，使谷气升举。后记述戴氏为推求先生经验，“退读《内经》

三年”乃知丹溪辨治泄利症之要领在于掌握泄泻病机，即“凡内外之邪有伤生化之用，则阴阳失其居处之常，脏腑失其所司之政，以致肠胃传化之职不修。”足见思恭治学之功。

3.《内伤》篇。引诸医对病因的论述，李东垣谓喜怒、饮食、劳役伤脾胃，刘完素谓正气虚使五运六气致病，而丹溪提出喜怒、劳役、色欲之火煎熬肾阴是内伤致病之因，并引《素问·六微旨大论》“阴阳升降出入”理论，指出肾为五脏阴气之主，诸阴精血之病皆本于肾，而用仲景八味丸治疗。结尾一句“钱仲阳于肾有补无泻，正此意耳！二者皆从根本而治也。”则点明丹溪与仲阳皆补肾以治其本。

4.《中风》篇。首先介绍“中风论治，先生以《内经》正《局方》之非（多以治风之药通治诸痿），以湿热内伤补仲景之未备，独以河间、戴人、东垣能发明此三者”，并分别叙述三位医家对中风病因病机的认识，即刘完素谓饮食居处、情志不调以致阴虚阳亢而热气怫郁；张子和谓心火亢盛，克金太过，金不制木，肝风内动；李东垣谓年老气衰或七情伤气以致气虚痰热。至于治法，“刘、张二氏犹用风药，佐辅泻火之剂，以开郁结，散其风热，今丹溪全然不用”而提出“和脏腑，通经络”。然后，戴氏以五行生克乘侮理论推求朱丹溪从痿论治中风的意图：治疗不用发表伤卫之剂，而用泻心火、补肾阴之法以散肝木之风、解郁结之热，同时借李东垣益气除痰、清热燥湿之法，临证制方、随症加减。接着，戴氏又从胃气旺则气血二海充盈，气血充则脏腑、经脉、四肢百骸、九窍得以滋养的角度，来解析丹溪治中风瘫痪缓弱之原理。并在结尾训诫读者：中风忌用辛温，以免助火散气。

5.《暑》篇。先说《金匮要略》称“暑”为“中暍”，后介绍李东垣分暑病有二：或避暑深堂大厦，静而得之，名中暑；若行人、农夫于日中劳役，动而得之，名中热。中暑属阴症，用大顺散治疗；中热属阳症，用苍术白虎汤论治。并以《内经》暑伤气阴以致痿厥的病机和“治以辛寒，以甘泻之”的治则为指导，提出用黄芪人参汤，或清暑益气汤，或人参白虎汤清暑益气养阴的方法，同时提出治暑热是否用石膏须“知常达变”，即：中暑，脾胃虚损者忌用石膏；中热，虽元气虚甚亦可用石膏，但须佐以参、芪。下文《暑风》篇，补充推求丹溪中暑夹痰治法，即：治以涌吐，使火得汗解、风得汗散、痰得涌出；若无所夹，则汗解即可。

6.《注夏》篇。先提出丹溪对注夏病因的认识是“阳有余阴不足，若恣欲泄精无度，至夏必阳气轻浮”，后引述：仲景谓之劳，春夏剧、秋冬瘥；东垣谓之脾胃阳气虚，治重益胃气；丹溪谓之脾肾精血虚，重在补脾肾阴精。最后指出，用药应以质重味厚补益脾胃之药为主，方能固其阳根而敛轻浮之气。

7.《溺血》篇。先设问：溺血为热客下焦，《本草》何乃用菟丝子、肉苁蓉、续断、鹿角辈温补壮阳为主？后援引《内经》“邪之所凑，其气必虚”、东垣“火与元气不两立，一胜则一负”理论，作出结论：壮火食气，热客下焦，火郁不行，肾气因热而耗，当扶脏真之肾气以泻壮火。

8.《痰饮》篇。关于病名，《内经》有“饮”无“痰”；仲景分“四饮”，始有“痰饮”并称；刘完素“痰涎”并称；初虞世称其为“涎”，张子和提出“留饮”。关于“痰饮”分类，张仲景分四种：一曰痰饮，二曰悬饮，三曰溢饮，四曰支饮；张子和谓“痰有五：曰风痰，曰热痰，曰湿痰，曰酒痰，曰食痰”。关于病因病机，刘河间谓“水衰热甚，津液涌溢”；初虞世谓“湿气自甚”或“外感风寒，寒化为热，热则生痰”；张子和则提出：肝气乘脾、水湿困脾、思虑伤脾，脾失布散运化；饮酒过度湿热伤肺，肺失宣发肃降；盛夏饮冷过度伤肾，肾失输布排泄；而丹溪先生则“遵张、刘之说，谓痰饮之初起也，或饮食不谨，或外伤六淫，或内感七情，或食味过厚，皆致谷气不升资发，荣卫先郁滞而成膈热，故津液不行，易于攒聚，因气成积，积气成痰”，认为痰饮既是病理产物，亦为致病因素，可导致呕吐、反胃、喘满、咳逆、膈噎、吞酸、嘈杂、膨胀、痞、痛、泄利、不食、头痛、眩晕、足肿、颓疝、寒热、胕肿、肢节痛、狂、癫、昏仆不语等诸多病证。关于治法，丹溪“独称长沙治四饮之法，可表者汗之，可下者利之，滞者导之，郁者扬之，热者寒之，寒者温之，塞者通之，虚者补而养之，深得《内经》各随攸利所治之意”，通篇所论，是对前人辨证论治“痰饮”的全面总结，对后世颇有指导意义。

9.《杂合邪治法》篇。例举肝郁肾虚之人外感夹食积，治疗应视其体质强弱，先补中气消食助运，后清肝胃火，使气行汗出而表邪自解，以推求理解朱师“杂合邪者，当以杂合法治之”之意，指出“若不审求，只管表散，又不推究兼见之邪脉，又不穷问所得之病因与性情，执着及巧施杂合治法，将见正气自虚，邪气自固，皆拙工之过也”，其论述精到，寓意深刻。

据此可以推断，本书为戴思恭引经据典对朱师临证经验的理解与分析之作。有鉴于此，《推求师意》又可谓是戴氏的“跟师与读书笔记”。

细细品阅《推求师意》不少章节，可以发现戴思恭在引用前人理论和丹溪学术思想的同时提出了自己的观点，现择要评述如下。

1. 治痨瘵，当以甘寒济之、甘温补之。关于痨瘵病因，戴氏提出：“夫痨瘵，未有形不瘠、肉不消也，皆由精血不胜气之热火。”并以《素问·阴阳应象大论》中所载的“形不足者，温之以气；精不足者，补之以味”，《格致余论·阳有余阴不足论》中所载的“气常有余，血常不足”，《金匮钩玄·火》中所载的“凡气有余便是火”等理论为指导，认为：对真阴不足、阳气偏盛者，当“用寒凉以和之，益水以济之”之甘寒益阴法；对阳气不足、形寒肢冷者，则用“形不足须温之以气”的甘温补益法。并提醒医者：“温”乃“温存”，而非温热；若精血禀赋不足，君相二火相扇，则无药可救！

2. 凡痹皆作痛，唯因性质不同、阴阳有别、兼证各异，则须治法各从其气、用药适当其所。以《内经》“风寒湿三气杂至合而为痹”为理论基础，《痛风》篇指出：风寒湿痹三者皆能作痛，寒胜者痛甚如掣，湿胜者痛著如肿，风胜者其痛行动无常处，悉因凝滞之痹与流行荣卫真气相击搏，则作痛痹；随其痹所在，阳多阴少则为痹热，阴多阳少则为痹寒；可兼有骨重、筋挛不伸、肌肉不仁等症状。因“在外有皮肉脉筋骨之异，由病有不同之邪”，故治疗上“如邪是六淫者，便须治邪；是人气者，便须补泻其气；病在六经四属者，各从其气。故制方须宜分别药之轻重缓急，适当其所，庶得经意”。

3. 以仲景“五脏元真”气之升降出入理论为依据，提出治疗“内伤”原则。《内伤》篇先介绍李东垣、刘完素、朱丹溪等先贤关于“内伤”致病病因和仲景八味丸补肾以治其本理论，并在推论仲景“在肝则温化，其气升；在心则热化，其气浮；在脾则冲和之化，其气备；在肺则凉化，其气降；在肾则寒化，其气藏。”这一“五脏元真”气之升降出入理论的基础上，提出了有关“内伤”治疗原则，即“各从其本脏之元真而论治。元气所化者不足，则从其所化补之；元真所化者太过，则反其所化泻之。”

4. 郁病多在中焦，治分表里四气。根据《内经》和东垣《脾胃论》，《郁病》篇指出“凡有六淫、七情、劳役妄动”“过于中者，其中气则常先四脏，一有不平，则中气不得其和而先郁。更因饮食失节，停积痰饮，寒湿不通，而脾胃自受者，所以中焦致郁多也”，提出治郁分表里四气（风寒热湿）之法：在表者汗之，在里者下之，兼风者散之，兼热者分微甚而用寒和或泻阳养阴，兼湿者分寒热而用苦燥或寒凉。

5. 火有虚实，治宗诸贤。《火》篇提出“脏气有实有虚”，其治疗原则，热病伤阴，宗河间泻热救水；气虚发热或虚阳浮越，宗东垣补土泻火或引火归原；热入阴分，宗仲景泻下里热；阴虚内热，宗丹溪养阴清热。并据正邪虚实之多少提出灵活应变之机宜，即：邪实正盛，直折其热；正虚邪实，先补虚后泻火。正邪相持不下，火郁不行，则扶正气以泻火；正邪各半，则泻火以护气阴。

6. 痰饮起于脾胃六经，聚于经脉为病。《痰饮》篇曰：“窃谓痰饮之先，有生于脾胃，有生于六经，所起不同，若论感邪与为病之形症则一也。至于治之，必先从其邪之所起，而后及于病之所止。”根据《内经》中“水液化生运行”和“五脏化生五气”理论，认为“经脉之津液与血者，皆四布水精之所化”“苟不善于化，则水积不行”“其水盛与血杂混而不滋荣气之运，或不化液而不从卫气之用，聚于经脉以为病，冷则清如其饮，热则浊如其痰，设值风火之迫，则涌溢而起，无处不到，痰饮为病莫大于此”。

7. 用药过与不及皆为偏废，然而太过尤甚于不及。《药病须要适当》，以仲景承气汤条下“若更衣，止后服”、桂枝方下“微汗漐漐乃佳，不可令如水淋漓”为鉴，认为症重药轻，“犹以一杯水救一车薪火，竟不得灭”，病必不愈；症轻药重，“犹火炽昆岗，玉石俱焚”，必伤正气。然太过尤甚于不及，用药当中病即止。其严谨用药、尤重正气的思想堪为后人遵循。

纵览《推求师意》的学术思想，主要渊源于《内经》及张仲景、钱乙、陈无择及“金元四大家”张子和、刘完素、李东垣，尤其是朱丹溪的医学理论，形成了比较全面、具有特色的常见病和疑难病的辨证论治理论体系。

六、《丹溪医按》阐幽

《丹溪医按》张习跋语谓其“载治证三十八门，列案三百六十六则”，然统计其目录，合计载案 356 则，实有 345 则，缺失之数，大约是传抄过程中佚失。345 则医案中，转载于《名医类案》《续名医类案》《古今医案按》等医案专集者 147 则，约 42.6%，而《名医类案》《续名医类案》二书共载丹溪医案 344 则，则出《丹溪医按》者亦为 42.6%。二个相似的百分比提示，《丹溪医按》远非现存丹溪医案的全部。

《丹溪医按》以“医按”为名，“犹法家出治之左券也”，不同于一般所言“医案”，也不同于《中国医籍考》所著录的《丹溪医案》之名。那么，二书是否相同，或《丹溪医按》是否真出丹溪之手？这就颇值得考证。

须注意的是，《丹溪医按》在某种程度上保留了义乌方言和地名，显示作为原始医案材料的朴素特点。如“肚”字意为“便下”，有作动词运用的意味，如书中“肚泻”“肚秘”“肚痢紫血”“肚带溏滑”等说法，与常用的“腹部”之意颇有出入。又如“作劳”，用于体力劳动，有“吃力”“着力”“疲劳”之意；“不以多少”即“不管多少”，而更含有“约略”“不很准确”的意思；“用顺流水荡起”“荡”字有“摇晃”“打圈”的含义；指“小姑娘”为“小娘”，称“少许”“少量”为“些少”，这些方言词汇有鲜明的地方特色，现在仍然流传于义乌一带。又如“倍磊”是一个距离赤岸约十里路的镇子，陈姓为多。《丹溪医按》的小地名，都能在今天的义乌、东阳一带得到证实，如金台、青口、章宅、胡村、里成、南山、车头、杨宅、吴店、许宅等，至今仍存。有些地名，如书中“感村”“敢村”，应是一地，今为“葛村”，而感、敢、葛三字义乌方言同音；沱村之“沱”，应为“沈”字之误，“乔汀”应为“乔亭”“山辨”当属“山盆”，这些地名，非义乌当地人是无法写出的。当然，由于年代久远，方言的变迁，有些词汇并不能得到证实，如“长桶”，从文义看应是“马桶”之意，但现在就没有这种含义了。不过，流传于苏州一带的《丹溪医按》的这种语言特点，证实了其源出于浙江义乌一带。

考《永乐大典》卷14948“妇”条下“治验”栏有案：“朱彦修《丹溪医按》台州团浦陈氏妇年五十五岁，形气俱实，富而神劳，味厚性急。尝经水过多，医每用涩药止之。后病气痛，胸腹共有积块大小十三枚，遇夜痛甚。卧床屡月，饮食虽减，应接家事如故。其脉两手皆涩而弱，此屡用涩药，因致败血积聚不行故尔。三月间，用蜀葵根煎汤，再煎人参、白术、陈皮、青皮、甘草梢、牛膝成汤，入玄明粉少许，研桃仁，调热饮之。服至二帖，腹痛，下块一枚；再并渣服，又下一枚。时以病久，好血耗竭，不敢急下块，就于前药中去葵根、玄明粉，徐徐服之，其后块渐消而病安。”对照《丹溪医按·癖块》门第22案，内容与此完全相同，只有个别字词的差异，只是“台州团浦陈氏妇”作“妇人”，最后一句作“时以病久，好血耗竭，不敢再取块，告伎穷而归，复想此证患病虽重，其形质尚可受药，但当去葵根、玄明粉，服之安”。《永乐大典》较为精练简洁，具体用药则完全相同。另，《名医类案·积块门》“一妇因经水过多”案也与此大体相同，并且见于《金匮钩玄》“癥瘕”门：“用蜀葵根煎汤，煎人参、白术、陈皮、青皮、甘草梢、牛膝成汤，入细研桃仁、玄明粉各少许，热饮。一服可见块下。病重，补接之后，加减再行。”诸书内容的一致，可以证明医案的来源可靠。

《永乐大典》也称为“朱彦修《丹溪医按》”，这似乎可以说明称“医按”比称“医案”更接近原意。这也是《丹溪医按》可靠性的证据之一。

丹溪之师许谦，字益之，死后谥文懿。《格致余论·倒仓论》载案称“吾师许文懿”，而本书《心痛门》第十六“许益之先生因饮食作痰成脾疼”案，则称其字，同属一案。《格致余论》著于丹溪晚年，许谦已卒，称谥号，本书为验案记录，则称字。这一微细的差别，表达著录时间的先后，也为本书的可靠性提供了证明。

综上所述，《丹溪医按》是丹溪的临床验案的真实记录，应属可靠。

《丹溪医按》提供了丹溪医疗实践的第一手资料，这是其首要的学术价值。保留原始医案的原貌，则是《丹溪医按》的特色。戴原礼收集丹溪医案，需要时间进行消化吸收，校正加按，而由于失窃于王宾，这一工作未及完成，则《医按》还只是“毛胚”和“半成品”。收录于《名医类案》《续名医类案》的丹溪医案已经有了大量的修改润色，远非原貌，《丹溪医按》的“毛胚”特性，医案更是原汁原味，保留了丹溪的原貌，也就更有参考价值。

最典型的例子当数腹痛门第一案“一妇人四十五岁，生子多触胎”，原案不厌其烦介绍治疗经过，重复之处在所难免，竟至1524字之多，同样的内容收录于《名医类案·痫》仅201字。尤其是治疗过程，《名医类案》精简殆尽，仅“乘其人内之时，用竹沥、姜汁、参术膏等药甚多，痫痛间作无度。乘痛时，灸大敦、行间、中脘，间以陈皮、芍药、甘草、川芎汤调膏，与竹沥服之无数。又灸太冲、然谷、巨阙及大指半甲肉，且言鬼怪，怒骂巫者。朱曰：邪乘虚而入，理或有之。与前药佐以荆沥除痰，又用秦承祖灸鬼法，哀告我自去。余症调理而安”，寥寥数语。而《医按》原文逐日记载，变化多端，有如住院病程录，详尽细致，占篇幅达1170余字：第一天：为灸大敦、行间、中脘，灌服竹沥、姜汁大半钟，得熟寝；药后不复省人事一昼二夜，二便不通者五六日，耳目不用，为针人中穴而呻吟，急灌以人参汤同竹沥；又昏睡如前，以竹沥调人参白术膏，二昼夜用人参一斤，白术二斤，得醒，又以竹沥下人参膏；一昼夜后，又胸膈满闷而身痛，忽又溺床甚多。先后五六天，反复昏睡不省人事，病情危急，众皆弃之，而丹溪力排众议，以为“血少无神而昏”而积极救治。丹溪临证处事，轻车熟路，举重若轻，处置得当而转危为安。这些宝贵的临床经验在《名医类案》中都被删节，没有体现，这就不能不是一大遗憾。此后，或痫不作痛作，或痫病大作，妄言无次，或狂言，或昏睡，或身痛，或腹痛，病情多变而丹溪从容为治，终获安痊，但《名医类案》因过多删节就不能完整地反映丹溪的应答施治。

最有价值的当属丹溪治疗许谦的医案，自七月十四日至九月初的一个多月间，有如住院病程录，逐日记述用药及病情，详尽细致，曲尽变化，可以细细体会丹溪的治疗心得，用药次第。比起《格致余论·倒仓论》寥寥数语，更富意义。《丹溪医按》正文即引《格致余论》原案为注，读者自可对照阅读，细加体察。

七、《丹溪心法》研究

《丹溪心法》是由丹溪门人和私淑者根据其师学术思想、临床经验及平素所述纂辑而成。全书共五卷，首载医论六篇，集中反映了丹溪重视未病先防的预防医学思想，以及治病宜合气机、色脉、求本的治疗观，后五卷分列以内科杂病为主，兼及外、五官、妇、儿各科的病证及方药共一百篇。每一病证，先引丹溪的原论，次记其学生戴原礼有关辨证的论述，再介绍治疗该病症的方药。本书自刊行以来，受到了历代医家的喜爱，其主要学术思想对后世医家的临证治疗起到了很好的指导作用。

（一）重视预防强调辨证求因

《丹溪心法》开卷即列医论六篇，包括“十二经见证”“不治已病治未病”“亢则害承乃制”“审察病机无失气宜”“能合色脉可以万全”“治病必求于本”等，这些医论均是在《内》《难》诸书的基础上，结合自己的临证体会而总结阐述，充分说明丹溪由儒而医，认真钻研《内经》《难经》诸书，深得经典之要旨，其医论中对“未病先防”“治病求本”的阐发，充分反映了丹溪重视预防为主，强调辨证论治的临证治疗观。

如对于《素问·四气调神大论》“不治已病治未病”观点，《丹溪心法》发挥说：“与其救疗于有疾之后，不若摄养于无疾之先，盖疾成而后药者，徒劳而已。是故已病而不治，所以为医家之法；未病而先治，所以明摄生之理。夫如是则思患而预防之者，何患之有哉？此圣人不治已病治未病之意也。”“昔黄帝与天师难疑答问之书，未曾不以摄养为先”“谆谆然以养身为急务者，意欲治未然之病，无使至于已病难图也。”寥寥数语，对《内经》的预防医学思想做了很好的解读，也充分体现了丹溪的防病治病观，对当今“治未病”的研究具有重要的指导意义。

对于疾病的治疗，丹溪认为当“审察病机无失气宜”“治病必求于本”，强调辨证求因，治病求本。“邪气各有所属也，当穷其要于前，治法各有所归也，当防其差于后。盖治病之要，以穷其所属为先”“将以施其疗疾之法，当以穷其受病之源。……穷此而疗之，厥疾弗瘳者鲜矣”“诚能穷源疗疾，各得其法，万举万全之功，可坐而致也”，明确指出疾病治疗探本求源的重要性。

丹溪的这些学术观点，不仅在开篇的医论中予以详细的阐述，而且在全书各科的疾病治疗中均得到了充分的体现。“人之生也，禀天地氤氲之气，在乎保养真元，固守根本，则万病不生，四体康健。若曰不养真元，不固根本，疾病由是生焉。”固守真元，颐养真气，是身体康健之本，反之则疾病由是而生。如“劳瘵”篇中论道：“劳之由，因人之壮年，气血完聚，精液充满之际，不能保养性命，酒色是贪，日夜耽嗜，无有休息，以致耗散真元，虚败精液，则呕血吐痰，以致骨蒸体热，肾虚精竭，面白颊红，口干咽燥，白浊遗精，盗汗，饮食艰难，气力全无，谓之火盛金衰，重则半年而毙，轻则一载而亡。”如果“医者不究其源，不穷其本，或投之以大寒之剂，或疗之以大热之药，妄为施治，绝不取效。”又如“破滞气”篇对气刺痛的治疗，强调根据其体质和不同病因分而治之，“若禀受素壮，而气则刺痛，枳壳、乌药；若肥白气虚之人，气刺痛者，宜参、术加木香；若因事气郁不舒畅而气刺痛，当用木香。”

（二）杂病治疗从气血痰郁四伤入手

“杂病宗丹溪”“杂病规朱彦修”，充分说明了丹溪对杂病的治疗颇有心得。从《丹溪心法》可以窥见丹溪对杂病的治疗主要是从“气、血、痰、郁”四个方面着手。

1. 气 《丹溪心法》指出：“人以气为主，一息不运则机缄穷，一毫不续则穹壤判。阴阳之所以升降者，气也；血脉之所以流行者，亦气也；荣卫之所以运转者，此气也；五脏六腑之所以相养相生者，亦此气也。”充分阐明了气是人体生命活动的根本保障。凡各种原因造成气虚和气机运行不畅，均可致病。如七情所伤，“怒则气上，喜则气缓，惊则气乱，恐则气下，劳则气耗，悲则气消，思则气结”，由此而导致各种疾病的发生。所以在疾病的治疗上也特别强调补气，在处方用药方面，常以四君子汤为补气要方。当然，丹溪治病并非一味强调补养气血，同时他还重视顺气、活血在疾病治疗上的作用，如对中风的治疗，《丹溪心法》明示：“治风之法，初得之即当顺气，及日久即当活血”，此为“万古不易之理”，不以顺气活血为先治疗中风，“未见能治也”。

2. 血 《丹溪心法》的发病观，不仅阐述“气”的重要性，同时强调“血”的作用，“惊悸者血虚……怔忡者血虚”“盗汗属血虚、阴虚……”，产后“一切病多是血虚”，据统计，全书中论述由血虚而致的病症就有20余个，在治疗上，善用四物汤化裁：脱肛，“血虚，四物汤；血热者凉血，四物汤加炒柏”；呕血，“火载血上，错经妄行，用四物汤加炒山栀、童便、姜汁服”；咳嗽，“午后嗽多者，属阴虚，必用四物汤加炒柏、知母降火”；发热，“四物汤加炒黄柏、黄芩、龟板”，并进一步解释道：“四物汤加炒柏，是降火补阴之妙剂”，凡此等等，用四物汤为主方，加减化裁治疗多种疾病，取得了很好的疗效。

综观全书，气血论贯穿在整个杂病的治疗中。其补气常用四君子汤，补血常用四物汤。但气血论治也不是截然分开的，常常相互为用，如对发热的治疗，“四物汤加炒黄柏、黄芩、龟板。兼气虚加人参、黄芪、黄芩、白术”，治疗妇女崩漏，“气虚、血虚者，皆以四物汤加参、芪”，甚至在药物的服法上，根据气虚血虚的不同情况而辅以补气补血药，如大补丸“治筋骨软，气虚以补气药下，血虚以补血药下”。

3. 痰 《丹溪心法》论治杂病，将许多病因责之于痰，并对痰邪致病的广泛性、复杂性、多样性进行了概括，尝云：“痰之为物，随气升降，无处不到。”“百病中多有兼痰者，世所不知也。”“凡痰之为患，为喘为咳，为呕为利，为眩为晕，心嘈杂，怔忡惊悸，为寒热痛肿，为痞隔，为壅塞，或胸胁间辘辘有声，或背心一片常为冰冷，或四肢麻痹不仁，皆痰饮所致。”足见其对“痰”在发病学上的高度重视。对于痰证的治疗，根据“气结则生痰，痰盛则气愈结”的病理特点，提出了“善治痰者，不治痰而治气。气顺则一身之津液亦随气而顺矣。……古方治痰饮用汗吐下温之法，愚见不若以顺气为先，分导次之。”在选方用药上，每以二陈汤为基本方，并强调随证加减，“二陈汤一身之痰都治管，如要下行，加引下药，在上加引上药。”在药物的选用上，丹溪根据自己的临床经验，总结出“黄芩治热痰……竹沥滑痰……五倍子能治老痰，佐他药大治顽痰”“火动其痰，用二陈汤加山栀子、黄连、黄芩之类。……痰在胁下，非白芥子不能达；痰在皮里膜外，非姜汁、竹沥不可导达；痰在四肢，非竹沥不开；痰结在咽喉中，燥不能出入，用化痰药加咸药软坚之味”“海粉即海石，热痰能降，湿痰能燥，结痰能软，顽痰能消……”等用药经验，常为后世所取法。

丹溪对痰病的独特见解发前人所未发，为痰病学的发展奠定了基础，其所倡“百病兼痰”的观点，为后世疑难杂病的治疗开辟了新的蹊径，现今临床上对一些比较棘手的慢性疾病如高脂血症、肥胖病、冠心病以及诸多精神疾病等，常从痰论治，往往能收到较为满意的效果。

4. 郁 《丹溪心法》云：“气血冲和，万病不生，一有怫郁，诸病生焉，故人身诸病多生于郁。”强调了气、血、痰所致诸病都与“郁”有着密切的关系，所以在临证治疗上，十分重视解郁之法。戴原礼注释说：“郁者，结聚而不得发越也，当升者不得升，当降者不得降，当变化者不得变化也。此为传化失常，六郁之病见矣。”在治疗上，以解郁理气为先，“凡郁皆在中焦，以苍术、抚芎开提其气以升之，假如食在气上，提其气则食自降矣，余皆仿此。”对此，何梦瑶在《医碥·郁》中也多有阐发：“丹溪分六郁……大要以理气为主，盖气滞则血亦滞，而饮食不行，痰湿停积，郁而成火，气行则数者皆行，故所重在气，不易之理也。”丹溪所创制的解诸郁代表方“越鞠丸”，对后世治疗杂病有着重要的作用。

（三）临证治疗灵机活法无泥专方

《丹溪心法》的气血痰郁四伤学说对后世治疗疾病起着重要的指导作用，但丹溪临证并不泥于一定之法或一定之方，而是非常强调辨证论治。程敏政在《丹溪心法》序中曰“朱氏每病世之医者，专读宋之《局方》，执一定之法，以应无穷之疾”，《丹溪心法》作为方书传于后世，强调疾病治疗当“循活法，无泥专方”，如果“医者不究其源，不穷其本，或投之以大寒之剂，或疗之以大热之药，妄为施治，绝不取效”。

无泥于专方，常体现在对疾病的治疗因人、因时、因地制宜的辨证观上。如《丹溪心法》曰痛风者，“如肥人肢节痛，多是风湿与痰饮流注经络而痛，宜南星、半夏；如瘦人肢节痛，是血虚，宜四物加防风、羌活。”中湿者，“凡肥人沉困怠惰，是湿热，宜苍术、茯苓、滑石；凡肥白之人沉困怠惰，是气虚，宜二术、人参、半夏、草果、厚朴、芍药；凡黑瘦而沉困怠惰者，是热，宜白术、黄芩。”人体虚实、胖瘦等体质的差异与疾病的发生关系密切，故治疗上当根据不同的体质情况加减用药，“随人虚实与所中轻重加减”。在治疗时间上，也应根据季节不同而选择，如治疗咳嗽，“春作是春升之气，用清凉药，二陈加薄荆之类；夏是火气炎上，最重，用芩连；秋是湿热伤肺；冬是风寒外来”；又如治疗中风的愈风汤，提出了根据治疗季节的不同而随症加减，“如望春大寒之后，本方中加半夏、人参、柴胡各二两，木通四两……如望春谷雨之后，本方中加石膏、黄芩、知母各二两……季夏之月，本方中加防己、白术、茯苓各二两……初秋大暑之后，本方中加厚朴一两，藿香一两，桂一两……望冬霜降之后，本方中加附子、官桂各一两，当归二两……。如得春气候，减冬所加，四时类此。”除因人因时外，治疗还当注意地域的不同，治疗中湿者，“东南地下，多阴雨地湿，凡受必从外入，多自下起，以重腿脚气者多，治当汗散，久者宜疏通渗泄；西北地高，人多食生冷湿面、湩酪，或饮酒后寒气怫郁，湿不能越，以致腹皮胀痛，甚则水鼓胀满，或通身浮肿，按之如泥不起，此皆自内而出也。”凡此这些，说明了丹溪不拘一法一方，每种病均应结合个体差异及气候地域的变化灵机活法。同时，临证时因人因时因地制宜也当综合运用，如“中风”篇愈风汤的运用，立有四时加减法，但又强调“此虽立四时加减，更宜临病之际，审察虚实寒热，土地之宜，邪气多少……无使五脏偏胜”，方能达到愈病的目的。

八、《丹溪心法附余》发微

《丹溪心法附余》系方广所撰。方广，字约之，号古庵，为明代医家。休宁（今安徽休宁）人。方广早年习儒，因其母病，时医误以天疱疮治之，遽然而卒。事后，知其母亲的病是因前医误治，悲愤之余，“由是心之于医”（《丹溪心法附余·自序》），常取丹溪著述研读。其在研读《丹溪心法》时，体会到《丹溪心法》中赘列了有悖于丹溪的附论，遂对《丹溪心法》进行了修订，前后历时五年余，编成《丹溪心法附余》一书。兹就《丹溪心法附余》丹溪学术的传承与发挥探讨如下。

（一）删附录以正丹溪之学

方广由儒而医，尤其推崇丹溪之学，他在《丹溪心法附余》中说：“读书之余，恒取医书《丹溪心法》览之”，通过认真研读，体会“得医道之全者，丹溪一人；发丹溪之蕴者，《心法》一书”，认为丹溪能够“贯通乎诸君子，尤号集医道之大成者也”。但是在研读过程中，他体会到程充所校定的《丹溪心法》，赘列了一些与朱丹溪学术理论相矛盾的“附录”，影响了丹溪学术的传承，于是对《丹溪心法》进行了重新修订。首先，增补了丹溪《本草衍义补遗》置于书的首卷，“使人获见丹溪用药之旨也”，同时将《丹溪心法》之“十二经见证”、医论五篇，以及“河间风热湿燥寒论”“《诊家枢要》”“十二经脉歌”“古庵药监”等相关病机、脉理、经络、药性等内容列于卷首，以明临证审证求因之旨。同时，他还删除了《丹溪心法》中有悖于丹溪学术的附录，将崔紫虚的《脉诀举要》、王纶之《明医杂著》中的相关内容分归于各门各类中，强调“附脉理庶知病之阴阳、表里、虚实、寒热之情也”“盖节斋深得丹溪之旨，故备载以俟参考焉”。又因《丹溪心法》详于法而略于方，于是选取了诸家方论缀于《丹溪心法》各门之后，所选诸论大多能与丹溪学术经验互相发明、补充，“附诸方以辅丹溪所不及”，并且将方广之经验以“广按”形式予以发挥，如此既突出了丹溪医论及治法治方，同时在此基础上对丹溪之学又有发挥与补充，体现了方广对丹溪之学的继承与发扬。

不仅如此，本书的编撰，方氏仍然遵循了《丹溪心法》的体例，将临床病证概定为一百余个病种，“病目谨依《丹溪心法》之旧”，认为《丹溪心法》如此确定病目，虽然较“医经所言，人有四百四病”大大减少，但其“可谓约矣，然简约之中，又有枢要存焉”。方广还进一步阐述道：“医之末流虽繁，其本源也不过外感、内伤二者而已，故今定门类先之以外感、内伤。然外感又有风寒暑湿致疾之殊，故继之以风寒暑湿；内伤又有湿热痰火为病之异，故继之以湿热痰火。况外感、内伤久而不治，则成郁积，故郁积次之；郁积之久而无以解，则致虚损，故虚损又次之。至于妇人、小儿有病不同于男子、大人者，故妇人、小儿又其次之，可谓博而约且要矣。”所以《丹溪心法附余》的编撰中，除首一卷的《本草衍义补遗》以明丹溪用药之旨及部分医论外，其余二十四卷均以《丹溪心法》之目次为纲，间有发明者则归于各门类下新增以阐述之，如外感门新增了“冒寒”“温热病”，内伤门新增了“调补脾胃”，痰门新增了“痰热”，在外感门瘟疫中，又增加了“岭南诸病”“运气证治”等，在《丹溪心法》的基础上，对临床病证的治疗又进行补充与完善，更加丰富了该书的内容，切合临床实用。

（二）传丹溪“阳有余阴不足”论

方广承丹溪之学，十分重视人体阴血的存亡，尝言:“夫阳为阴之先导，阴为阳之依附……不曰阳阴而曰阴阳，盖以阴有形，为阳无形之依附也。知此理者，可不以阴血为至宝乎哉。”强调了人体中阴血的重要性，这也充分体现在各种疾病的治疗中。如论述中风的治疗，方广认为，少壮之人不治者，其主要是由于“男子乃色欲过多，下元水亏，不能制火；女人乃经后产后，去血过多不能配气，适因忿怒动火，而阳气无所依附，则随火而发越矣”，阴亏于下，阳无所附，有余于上，则中风难疗。基于这一观点，方广在治疗用药上也强调须时时顾护阴液:“人之一身，阳常有余，阴常不足，气常有余，血常不足，故滋阴补血之药，自幼至老不可缺也。”故书中其所附之经验方也以滋阴津为主，兼以祛邪。如虚损门中创造的三一肾气丸，即是在古方肾气丸、固本丸、补阴丸的基础上加减而成，“夫五脏藏精血者也，精血一虚，邪火乘之，而为湿热。补者，所以补其精血也；泻者，所以泻其湿热也。……此方既用知母、黄柏以泻火，又用茯苓、泽泻以渗湿，尤为备也。”又如对民间用刺青筋治疗霍乱的方法，方广颇不认同，他认为刺青筋虽能散气，但同时造成血因之而伤，人身本是气有余而血不足，刺青筋的方法又伤其血，使本不足之阴血更为亏虚，“今阴血既乏，则阳气失其依附，必然发越，不死何待？”不仅如此，有鉴于当时《局方》之风盛行，香燥耗津之药滥用，病人因此而损亡者也非常痛心，他还告诫曰:“殊不知人身中阳常有余，阴常不足，气常有余，血常不足，用此药损不足而益有余，实实虚虚之祸谁任其咎。”实乃对丹溪“阴常不足，阳常有余”思想的进一步发挥。

（三）临证发丹溪之未备

方广临证秉承丹溪之经验以治，并结合自己的体会而有所阐发。如对于外感、内伤的治疗，他认为张仲景与李东垣等诸家都已有论述，世之医者，有矩可循，但对于内伤夹外感的治疗，“未有言之者”，对此他提出了自己的见解：外感乃有余之证，当发不当补；而内伤乃不足之证，当补不当发；至于内伤夹外感者，又当补发兼施。“外感内伤不同，发表补中有异，如冰炭之相反，天壤之悬隔，学者苟无定见于中，临证投剂鲜不眩惑也矣。”在治疗用药上，对丹溪所说“皆以补元气为主，看所挟而兼用药”（《丹溪心法·内伤》）的治疗原则十分赞同，鉴于“先生之言引而未发”，对此，方广进一步阐发：“如内伤挟外感者，则于补中益气汤内，春加川芎、防风、柴胡、荆芥、紫苏、薄荷之类……如内伤挟热郁于内而发者，则于补中益气汤内加火郁汤之类……如内伤挟痰者，则于补中益气汤内加半夏、竹沥、姜汁之类……”，从而使丹溪重视扶正，辨证治疗的用药原则得以更具体地体现。在临证组方上，丹溪有曰：“予每治病，以某药为主治，以某药为引经，以某药为监制是也。”对此方氏做了进一步发挥，如其对论述肺虚咳嗽的证治，认为“治嗽方中多用人参，以其肺虚故也……亦须知母、贝母、天门冬、麦门冬、瓜蒌之类择其一二味监制可也”，以自己的临床经验对丹溪的组方原则进行了补充。

又如对痞证的治疗，方广认为张洁古枳术丸（枳实、白术）补多而消少，李东垣橘皮枳术丸（枳实、白术、橘皮）则补消相半，方广在此基础上，结合丹溪“心下痞，须用枳实炒黄连”的观点，创制了橘连枳术丸（枳实、白术、橘皮、黄连），“补多消少，又兼清热也”，使治痞证之方更加完善。又如对于噎膈翻胃的治疗，丹溪云：“此证切切不可用香燥之药，若服之必死，宜薄滋味。”对此方氏予以疏解“夫证属热燥，固不宜用香燥之药，又香散气、燥耗血，而滋味助火而生痰也”，明确了丹溪治疗本病的立法原则。针对丹溪所说翻胃“年高者不治”的观点，他进一步阐述：“盖少年气血未虚，用药劫去痰火，病不复生；老年气血已虚，用药劫去痰火，虽得暂愈，其病复作。”明确了临证治病，当因人而异，辨证论治。同时还结合自己的临证体会：用霞天膏加于补虚药中以治翻胃“一人则吐泻以去积血，一人则吐泻以去积痰，俱获病安思食”，但由于此证夹虚，虽说病去，而脾胃尚弱，“若用霞天膏吐泻后，宜用人参炼膏补之。”方广不仅对丹溪述而未发之论予以诠解，而且结合自己的临证经验予以补充，对当今临床具有积极的指导作用。

（四）承丹溪杂病治痰之经验

丹溪认为杂病的发生与痰有着密切的关系，尝云：“百病中多有兼痰者”“凡痰之为患，为喘为咳，为呕为利，为眩为晕，心嘈杂，怔忡惊悸，为寒热痛肿，为痞隔，为壅塞，或胸胁间辘辘有声，或背心一片常为冰冷，或四肢麻痹不仁，皆痰饮所致。”在《丹溪心法》中，处处体现了丹溪论治痰证的诊疗经验。方广继承丹溪之学，认为痰是引起各种病症的主要原因，“痰之为物，随气升降，无处不到，或在脏腑，或在经络，所以为病之多也。”不仅专门列有“痰门”进行论述，且在其他疾病的论述中也多次论及“痰”的致病作用。如曰“中风、中暑而卒倒不省人事者，亦由痰之所致也”“痓疾发作而僵仆不省人事者，盖由顽痰、老痰胶固于中，荣卫不行故也”。同时他体会到丹溪治病，以痰为重，所以《丹溪心法附余》中多处强调了治痰的重要性，如对中风病的治疗，“若是泻热散风而不豁痰，则病何由而止哉！”倡用清痰、化痰、降痰、燥痰、豁痰、消痰等法，并且根据“寒痰温之，热痰清之，湿痰燥之，燥痰润之，风痰散之”的原则选择药物。丹溪治痰，每以二陈汤为基本方，并强调随证加减，“二陈汤一身之痰都治管，如要下行，加引下药，在上加引上药”，对此，方氏予以进一步阐发：“二陈汤治痰之主药也，如寒痰加附子、姜、桂，湿痰加苍、白二术，食积痰加曲糵、山楂，热痰加芩、连、栀子，风痰加南星、皂角，燥痰加瓜蒌、青黛，郁痰加枳壳、香附，老痰加海石、朴硝，乃合其宜。”使二陈汤的加减运用更加明确和实用。同时，方广还结合自己的临证经验，对治痰用药予以了疏解：“南星治风痰，苍术治湿痰，天花粉治热痰，海石治燥痰，半夏治寒痰。”“治痰之药，用南星、半夏者，所以燥之也；用橘红、枳壳者，所以散之也；用茯苓、猪苓者，所以渗之也；用黄芩、黄连者，所以降之也；用巴豆、附子者，流通之义也；用竹沥、瓜蒌者，润下之义也。”对治痰之药如此衍义发挥，补充与完善了丹溪所创痰病学的内容，是对丹溪学说的进一步发展。

（五）明药性强调灵机活法

“医之为道，曰药性，曰脉理，曰病机，曰治法，曰经络，曰运气，六者不可缺一焉。”然这六者中，方广认为药性是首当其冲的，因为只有明确了药物的性味功效，临床应用时才会心中明了，“俾药性与病情相对……则药无不效，病无不瘳者也”“良医用药如良将之用兵，良医知药之性则可以处方而愈疾，良将知兵之法则可以破敌而取胜，其理一也”。故其在本书首一卷先列丹溪《本草衍义补遗》以明丹溪用药之旨，并附以《古庵药鉴》强调用药法则。“治风多行气开表药……治热多阴药……（治湿）宜用补气除湿药，又宜调中消导药、行湿利大小便药……（治燥）宜用解热生津药及滋血润燥药……治寒多阳药”，阐明风、热、湿、燥、寒五气的治疗大法及药物性味与用药原则。除此以外，《古庵药鉴》另有“诸疮门”详列外用治疗方法，以补前五气治法之不足。方广的这些用药经验，对后学临床治疗用药起到了提纲挈领的作用。

方广承丹溪“阳常有余，阴常不足”的思想，临证非常重视人体的阴液存亡，针对古方及《丹溪心法·附方》中的某些辛香燥热之剂，他认为皆是“补阳而消阴，助气而耗血”之剂，如果经常服用这类香燥之剂，必将造成“阴血潜消而心肾暗损，容颜日改而寿算日偷矣”，所以在编撰《丹溪心法附余》时，“将此等偏方不录，外止录简当中和之剂，以便后人也抑尝论之”。尽管如此，方广也不是毫无原则的一概摒弃温热峻烈之药，强调要辨脉理，明病机，“病机既明，用药勿忒”。书中多处提及用温热峻烈之药的原则。如诸虚门中方广认为，古人治疗诸虚证多用燥热之剂，而其中有用附子者，其弊更甚也，但如果辨证确是“肥白人阳虚、气虚、脾虚有湿，衰老人命门火衰，阳事不举，脉沉细而迟者，又不可舍附子也”。又如对中风病的治疗，方广对丹溪“肥白人多湿，少用乌头、附子行经是也”之旨评述“用附子取效者，因肥白人多湿，故中节耳”，乃其病机所需也，但由于附子之性温热，强调“非肥白人，决不可用”。又如对痹证治疗用附子者，认为非附子性浮不沉而不能散寒湿之邪。再如，在治疗伤食中选“用巴豆、大黄者，盖取其推逐积滞，积滞去而正气自复矣。如用石灰于田中杀稂莠，稂莠死而禾苗自茂也。夫巴豆性大热，号为斩关夺门之将，若伤生冷硬物不能消化，用之推逐可也，若施之于伤湿热之物，则是以火济火而反助病邪矣！大黄性寒，号为将军，若伤湿热之物不能转运，用之推逐可也，若施之于伤生冷之物，则是以寒治寒而扞格不入矣！”临证用药，以病机为准则，有是症则用是药，是选方用药的原则，故曰：“善用药者，天下无弃物；善用兵者，天下无弃人。”同时方氏也多次强调：“药乃气之偏，可用于暂而不可用于久，有病则病当之，无病则正气当之，所以不可久也。”“中病则已，不可过服。”“此药紧峻，去病有功，病退则已，不可过服，恐伤正气。”这就告诫我们，药乃祛病之利器，病已则停，以免虚虚实实地耗伤正气，使旧病刚去，新恙又起。

方广钻研医学，治学态度严谨，对先贤“学者必务知要，知要则能守约，守约则足以尽博矣”的认识极为赞同，认为探求事物的原理，“不独可施于读书穷理而已，今予于医道亦然”。临床用药，不仅要掌握“滋阴补血之药，自幼至老不可缺也”的治疗原则，在具体治疗时，还强调辨证论治，根据地域之不同、人之老幼、病之新旧而分别治之。“地土有南北下湿高燥之殊，人之赋质有肥白黑瘦之异，所养有膏粱淡食之别，所病有寒湿热燥之差，不可不详审而明辨也”。如“西北之地高燥，又兼居人多食葱蒜、油烙、面食及煎炒、鱼肉、烧酒，以致内火燔盛”，在治疗上就当以清泻内火为主。“少年水亏火旺宜服六味地黄丸，老年水火俱亏宜服八味丸”，同是阴亏，年少之人多阴亏火旺，故治疗以滋阴而降火；年老之人往往伴有阳气不足，治疗当滋阴壮阳。“瘦人血虚多热燥，肥人气虚多寒湿，宜仔细分类治之”，强调了素体禀赋治疗上的差异。又如治疗伤食病人，“若夫少壮新病者，固当用药推逐，急去为美；若夫衰老久病者，又当用药消导，渐去为佳”，年少新病，正气未虚，荡涤积食，病去而安；年老久病，正气已亏，缓以消导，扶正祛邪。一以推逐急去，一以消导渐去，其重视正气存亡，因人而异的治疗方法昭然若揭。方广临证强调“不可不详审而明辨”“宜仔细分类治之”的用药原则，体现了方广临证重视辨证，用药强调灵动的治疗经验，对后世有很大启发。

总之，方广在《丹溪心法》的基础上删补完成了《丹溪心法附余》的编撰，不仅传承了丹溪的学术思想与诊治经验，并且对其学说进行了很好的补充与发挥，对于传承与弘扬丹溪学术起到了积极的作用，对当今临床治疗具有很好的指导作用，不失为一部内容丰富、切合实用的综合性医书，影响深远。

九、《丹溪手镜》研讨

《丹溪手镜》原题朱丹溪撰，明吴尚默修订，陈乾阳、戴天眷等参订。该书共三卷，计160篇。据吴尚默序，吴早年与医家谈论医道，就会听到关于《丹溪心法》的内容，看到当时医生用的方药多是丹溪的医方加减，但对丹溪缺乏了解。丙辰，吴任义乌令，方知丹溪是义乌名人。当时，他访求丹溪书，除了《丹溪心法》数种公开刻印的以外，没有找到其他医书。辛酉秋孟，他通过陈先生从丹溪后裔朱文英处得知：“先人手授有《手镜》《樵隐》二帙，藏之久矣，未敢示人也”。越日，他看到了这两书。

据推算，当时《丹溪手镜》的流传已有三百年。吴任义乌令五年间一直访而未得，任满将解时见到此书，这让他兴奋不已。他在序言中写道：“三百年而未行其书，一日而行之；五年而未得其书，一日而得之。岂先生之灵有以启余与陈先生之灵而衍其传乎？天下万世之灵有以启余与陈先生，与先生之灵而延其几坠、广其未尽乎？”

明天启元年（1621），吴组织陈乾阳、戴天眷等对《丹溪手镜》进行订正，亲作“新编朱丹溪先生手镜序”，使得后人对该书的由来有大概了解。

其书收录有“刻丹溪先生手镜序”，据《中国医籍考》，系陈乾阳所作。序中有“独《手镜》一帙，为先生所秘惜，左右行游，常挟与俱，不轻以示人”等语。

据考证，凡署名丹溪的著作，多系其弟子和私淑者整理成书，并非丹溪亲撰，《丹溪手镜》即属其中之一，“刻丹溪先生手镜序”可以说明一点，即《手镜》确能体现丹溪医学之真传。

卷首“医家源流”由吴仁甫著述，历数神农、黄帝、秦越人、张仲景诸医圣业迹，王叔和、巢元方、孙思邈历代名医之弘扬光大，讲述丹溪医学之源流。谓丹溪能会刘李攻补不同之法而通之，神而明之，研而精之，化而裁之；谓其书上续天潢之正派，下衍济渎之远流，可谓称颂有加。上、中、下三卷本诸《黄帝内经》，依据《伤寒》《金匮》，明辨类证，对内、外、妇、儿、五官、杂证做了辨析，有论述，有证治，并有大量医方，指点临床诊治门径，示范辨证论治之要领。

（一）重脉诊，重察视

卷上首列“评脉第一”，次列“察视第二”。论平脉说：“凡男女当以左手尺脉常弱，右手尺脉常盛，为平”。提出切脉必须体察脉之来去，谓脉来者为阳为气，去者为阴为血。假令来疾去迟，为阳有余而阴不足，属于外实内虚。卷上“脉”，专论各种脉象，强调不同的脉象出现在不同部位时的临床意义。如论浮脉，在人迎主风邪在表，在气口主阴阳耗散；在左寸主因风头痛、心昏有热，在右寸主宿食滞气、肺风逆喘；在左关主胁下满，在右关主脾食伤胃风，在趺阳主胃滞，在左尺主如经，在右尺主腰肿脚弱。

其书中论述病证，十分重视将脉象作为辨治的依据。如积聚，谓脉来细而附骨者，乃积也。寸口见，积在胸；尺中见，积在气冲；关上见，积在脐旁。左积左，右积右。脉二出，积在中央处其部。同时还将脉象作为判断五脏积的主要依据：肺积脉浮而毛，心积脉沉而芤，肝积脉弦而细，肾积脉沉而急，脾积脉浮大而长。

“察视”强调通过望诊来审察生死，推断相关病证。如从察面色来审生死：黑气起于耳目鼻上，渐入于口者死，白色亦然；面青目黑，面青目黄，面青目白，面青唇黑，皆死。又如察爪甲，爪甲青者死，爪甲肉黑者死。察形体，循摸衣缝者死，眉倾目直者死，唇反人中满者死，汗出不流者死。推断相关病证，如“伤寒”篇介绍，摇头者，里痛也；坐而伏者，短气也；坐而一脚下者，腰痛也；里实护腹如卵者，心痛也。

（二）重视类症辨析

《丹溪手镜》将相近的病症进行类归，以症为纲，予以叙述，这对于临床辨治是大有裨益的。

卷上先对寒热往来、恶寒、背恶寒、恶风等恶风寒类症状进行阐述，内容包括症状、病因病机及治法方剂；继而论述发热、潮热、烦热、汗后热等诸般发热病症，再是自汗、盗汗、头汗、手足汗、无汗等出汗异常病症，随之对胸满、胁满、心下满、腹满并痛、小腹满等心胸胁腹满痛病症依次论述，其后阐述虚烦、烦躁、懊、不得眠卧等神志方面的病症，哕、咳、喘、吐呕等气机逆乱病症。

卷中论述厥、痿、痹、麻木等腰体感觉或行动异常病症，下血、溺血、霍乱、下利、泄泻、小便淋闭、小便不禁、结燥便闭等二便异常病症，头痛、目痛、脑痛、眉眶骨痛等头面部疼痛病症，腰痛、肩背痛、背胛节痛、腰胯肿痛、身体痛等诸躯干疼痛病症。卷下除了小儿、妇人诸症外，另将痔漏、疮疡、瘰疬、肺痿、肺痈、肠痈、斑疹、金疮、火烧等皮肤外科病症归并于一起依次论述。

在以症为纲、明辨类症的基础上，论治中贯穿了辨证论治思想，如无汗，辨析了太阳无汗、阳明无汗、太阴无汗、少阴无汗、厥阴无汗、亡阳无汗、阴阳易无汗等多种证型；头痛，先辨太阳、阳明等六经头痛，次述气虚头痛、血虚头痛、火作头痛、湿热头痛、伤风头痛、食积头痛等不同的证型；腰痛则有肾虚、瘀血、房劳、湿热、外感，甚至忧思、郁怒等诸种证型。

（三）重视气、郁、痰、火

丹溪十分重视气、郁、痰、火在病因病机中的重要地位，这一学术思想在《丹溪手镜》中亦得以充分体现。

卷上“察视”中，提出湿热病多，相火病多，土病多。肥者，血多湿多；瘦者，气实热多。治病先调气，久病要开郁；诸病寻痰火，痰火生异证。

其对于外感、内伤证属痰的评脉施治原则是：伤寒，寸脉浮滑者，有痰，宜吐；杂病，寸脉沉者，属痰，宜吐。在妇人经水中，尤其强调气的作用，认为血为气引而行，血未来而先有病，皆气之患也。经将来作疼，乃气实也；来而成块，乃气之滞；错经妄行，乃气之乱；心气停结，故血闭不行，宜调心气，通心络。血为气滞，结而成块，日渐增长，宜攻之。论带下，因痰积流下渗入膀胱，宜升宜吐，调以半夏、茯苓、陈皮、苍术、白术辈；肥人多湿痰，海石、半夏、南星、黄柏、苍术、滑石、川芎、椿皮、香附；瘦人多热，黄柏、黄连、滑石、椿皮、川芎。对于妇人胎产病论治，亦重视气、郁、痰、火的致病因素。胎堕是因虚而热，转胎系血虚有痰，恶阻为痰血相搏，胎妇腹胀是因脾虚有热而气不利，子悬乃由胎气不和，妊妇心痛是由气与血并，子烦是因（君相）二火为之。

综观《丹溪手镜》治痰，燥化湿痰，用半夏、南星、苍术等；清化热痰，用黄芩、黄连、青黛、栀子等；温化寒痰，用南星、半夏、枳壳、陈皮等；行气化痰，用二陈、南星、香附、青皮、枳壳等；解表化痰，用羌活、防风、白术、半夏、南星、细辛等；息风化痰，用半夏、南星、天麻、白术、茯苓等；逐癖化痰，用苍术、南星、半夏、白芷、川芎、枳实、山楂等；涌吐化痰法，用瓜蒂散。其论恶寒，谓有湿痰抑遏其阳气不得外泄，脉沉缓，治宜江茶油，姜汁同服，吐其痰，后用通圣散去芒硝、大黄、麻黄，加四物汤。

十、《脉因证治》述要

《脉因证治》是丹溪门人采集《丹溪心法》《格致余论》等书的精要并总结其临床经验编辑而成。全书分上下两卷，上卷主述内科病证，下卷包括了内、外、妇、儿各科病证。每一病证先辨其脉，述其脉象之变化；继而探究病因，简述该病的病因病机；再则论其证候，阐明该病的临床表现及不同病因所出现的不同临床症状；最后确定治法及治疗的常用方药。全书脉、因、证、治一以贯之，充分体现了丹溪“诊脉、观形、察证，三者殊途，不可执一”的临床治疗观。

（一）凭脉辨治

脉诊乃中医四诊之一，是中医诊断学中的重要内容，历代医家对此十分重视。医圣张仲景论病诊疾突出的就是“脉证并治”，朱朝櫆《医学新知》也指出“病证须知洞彻，脉证实医首务”，明确脉诊为临床诊法之首。朱丹溪临证经验丰富，而尤重视凭脉辨治，《丹溪心法》中有“能合色脉可以万全”之专论，强调临证“诚能察其精微之色，诊其微妙之脉，内外相参而治之，则万举万全之功，可坐而致矣”，将“诊微妙之脉”作为获“万举万全之功”的基本条件，所以《脉因证治》中将辨脉列于诊治疾病之首，强调脉诊的重要，并根据不同的脉象变化，指导临床治疗。

1. 确定病性　通过脉诊来判断疾病的性质。如《脉因证治·厥》曰：厥之病因，有“因虚，因痰，因热，因寒”者，可通过脉象予以别之：“沉微而不数，谓之寒厥；沉伏而数，谓之热厥。”以脉之数与不数而辨厥之因热因寒。又如《脉因证治·痈疽》指出：“脉数必当发热，而反恶寒，若有痛处，当发其痈。”但“脉紧而数，脓为未成。紧去但数，脓为已成”，通过脉象的变化，来判别痈疽脓之已成未成，既可根据脉象的变化确定疾病的属性与进展，也为临床治疗提供了依据。

2. 确定病位　通过脉象的变化来判断疾病发生的部位。如《脉因证治·头目痛》指出“太阳头痛，脉浮紧……少阳头痛，脉弦细……阳明头痛，脉浮缓长……太阴头痛，脉沉缓……厥阴头痛，脉浮缓……少阴头痛，脉沉细”，明确了六经头痛的不同主脉。又如《脉因证治·痈疽》指出痈疽之脉主数，但“脉数而实或滑，咳则胸中隐痛，为肺痈……脉滑而数，小腹坚满，小便或涩，或汗或寒，为肠痈”。脉有所主，病有所布，故可据脉象，结合临床表现，了解病位所在。

3. 确定治法 依据脉象变化确定临床治则。《脉因证治·疟》对疟病之脉象秉承仲景之旨，指出“疟脉自弦”，但同时又当细分弦脉之兼数兼迟等，“弦数多热，弦迟多寒。弦小紧者可下之；弦迟者可温之；紧数者可汗灸之；浮大者可吐之；弦数者风发也，以饮食消息止之。”明确指出疟病在弦脉的基础上，当根据脉象的数、迟、小紧、紧数、浮大等不同，而采用下、温、汗、吐、饮食调理等不同的治疗方法。又如《脉因证治·疮疡》曰疮疡脉“沉实，发热烦躁，外无焮火赤痛，其邪深在内，故先疏通以绝其源。脉浮大数，焮肿在外，当先托里，恐邪入于内。脉不沉不浮，内外证无，知其在经，当和营卫。”以沉、浮、不沉不浮辨别疮疡发生的部位，分别选用疏通、托里、和营等治疗方法。

丹溪临证强调首察脉象，凭脉辨治，足见其对中医脉学理论的重视与研究。当然其在临床治疗中也不是单纯地凭脉象诊断疾病，还强调应结合临床表现进行辨治。

（二）审察病因

审因论治是辨证论治在临床上的具体应用，能够正确地辨别疾病的病因病源，对于临证处方用药具有积极的意义。《丹溪心法》曰：“必别阴阳于疑似之间，辨标本于隐微之际。有无之殊者，求其有无之所以殊；虚实之异者，责其虚实之所以异。”《脉因证治》也非常重视探求病因之源委，其对所载的70个病证的病因均予以阐释，使后学者能够了解各病症的病因病机，从而为临床治疗奠定基础。

1. 制定临床治疗法则 《脉因证治·劳》指出，劳者，由于“喜怒不节，起居不时，有所劳伤，皆伤其气，气衰则火旺，火旺则乘其脾土，而胃气元气散解，不能滋养百脉，灌注脏腑，卫护周身，百病皆作”，说明劳病的发生是由于各种因素引起的百脉失于滋养，脏腑缺乏灌注而致，从而确立了以“滋养百脉，灌注脏腑”为本病的治疗宗旨。

2. 探求病因分而治之 如《脉因证治·腰痛》中对腰痛病因的论述，认为腰痛是因“肾虚而致”，但也有湿热、瘀血、外感的不同。肾虚者，往往由于“失志伤肾，郁怒伤肝，忧思伤脾，皆致腰痛，故使气结不行，血停不禁，遂成虚损，血气去之”，如果失于保养，不慎房事，也可引起肾虚，所以肾虚腰痛“又有房劳过者多矣”；湿热腰痛“亦因肾虚而生焉。肾者水也，气不利而成湿热者，因肾水涸，相火炽，无所荣制，故湿热相搏而成痛”；瘀血腰痛“因用力过多，堕坠折纳，瘀血不行”；外感腰痛，也是因虚而外邪乘之所致。由此而见，无论湿热、瘀血、外感腰痛均与肾虚有着密切的关系，肾虚乃是腰痛病因之关键，故其所列之方均以补肾兼以利湿、活血、祛邪为治。

3. 辨明地域时节不同之因 如《脉因证治·脚气》认为脚气乃“湿之病”，因其所在地域的不同，所感亦异，“南方之人自外而感，北方之人自内而致。南方之人，当风取凉，醉房，久坐湿地，或履风湿毒气，血气虚弱，邪气并行虚膝，邪气盛，正气少，故血气涩，涩则脾虚，虚则弱，病发热。北方之人，因湩酪、醇酒之湿热下注，积久而成，肿满瘀痛也，治宜下药，泄越其邪”。同时，所感时节不同，其所表现的临床症状也有别：“四肢酸痛烦闷者，因暑月冷湿得之；四肢结持弱者，因寒月冷湿得之。”明确了脚气病的发生有因地域、时节之异而所感之邪不同，病因不同，治疗亦异。如此审因确切，为临床治疗起到很好的指导作用，故每获良效。

“将以施其疗疾之法，当以穷其受病之源。”《脉因证治》的重视探究疾病的病因病机，从而为临床确立治疗法则，也充分体现了丹溪“治病必求于本”之意也。

（三）辨证论治

凭脉辨因，最终目的是为临床治疗服务。《脉因证治》所例 70 种病症，对各种疾病的证情及治疗方法予以了详尽的阐述，并列治疗方剂于后，确实对临床治疗起到了很好的指导作用。但是临床症状往往是错综复杂的，故丹溪强调辨证还必须要结合人体脏腑、经络、气血等变化，并根据不同的临床表现而治。

《脉因证治·头目痛》中，明确指出不同部位头痛的病因、症状及治疗。“太阳头痛兼项痛，足太阳所过，攒竹痛也，恶风寒，羌活、川芎主之；阳明头痛，自汗发热，石膏、白芷、葛根、升麻主之；少阳头痛，额角上偏痛，往来寒热，柴、芩主之；太阴头痛，有湿痰实，体重腹痛，半夏、南星、苍术主之；少阴头痛，主三阴三阳经不流行，而足寒逆，为寒厥，细辛主之；厥阴头痛，顶痛，血不及，或痰吐涎沫，厥冷，吴茱萸主之。”根据头痛的不同部位，辨明邪之所犯，所选药物更是有明确的针对性，临床获效更捷。又如对疟疾的描述，《脉因证治·疟》曰：“在太阳经，谓之风疟，宜汗之；在阳明经，谓之热疟，宜下之；少阳经谓之风热，宜和之。”根据疟疾所犯经络，制定了或汗，或下，或和的治疗原则。同时，为进一步完善疟疾的治疗，《脉因证治·疟》还制定了六经不同的治疗方药：“太阳经，头痛腰痛，寒从背起，先寒后热，宜小柴胡、羌活地黄汤；少阳经……寒热不甚，恶见人，多汗出甚，小柴胡汤；阳明经，先寒，久乃热，热大汗，喜见火乃快，宜桂枝二白虎一汤；少阴经，呕吐烦闷，热多寒少，欲闭户而处，病难已，小柴胡加半夏汤；太阴经，好太息，不嗜食，多寒热，汗出，病至喜呕乃衰，理中汤；厥阴经，小腹腰痛，小便不利，意恐惧，四物玄明苦楝附子汤。”

病邪侵袭人体，根据病邪所侵犯的脏腑不同，而有不同的临床表现。《仁斋直指方·五脏病症虚实论》指出：“五脏各有所主，至其病症，莫不随所主而见焉。”《脉因证治》不仅阐述了根据病邪侵犯的经络不同而采用不同的治疗方法，同时对病邪入于脏腑的病证、治疗也进行了论述。如《脉因证治·热》曰：“肺热者，轻按之瞥瞥见于皮毛，日西甚，其证喘咳，洒淅寒热，轻者泻白散，重者凉膈、白虎、地骨皮散；心热者，微按之热，见于血脉，日中甚，其证烦心心痛，掌中热而豌，以黄连泻心汤、导赤散、朱砂安神丸；肝热，肉下骨上热，寅卯间甚，脉弦，四肢满闷，便难，转筋，多怒惊，四肢困热，筋痿不起床，泻青丸、柴胡饮；脾热，轻重之中见于肌肉，夜甚，怠惰嗜卧，无气以动，泻黄散、调胃承气治实热，补中益气汤治虚热；肾热，按至骨，蒸手如火，困热不任起床，宜滋肾丸、六味地黄丸。"阐述五脏热不同的症状、虚实及选方用药，为临床治疗提供了有力的理论依据。

《脉因证治》虽非丹溪自撰，但也反映了朱丹溪脉因证治融为一体的学术思想及诊疗经验。后人评价《脉因证治》，是书"简而该，约而尽，学者循是而窥长沙。如得其船与楫，沿而不止，固自不可量也"。所以历来被奉为学医津梁，至今仍为中医临床的重要参考书之一。

十一、《丹溪治法心要》浅识

《丹溪治法心要》，原题朱丹溪述，实系其私淑者采摘《丹溪心法》等编辑整理而成。由明·高叔宗校正重刻。刊于明嘉靖二十二年（1543）。全书共八卷，涉及内、外、妇、儿科病症凡154种。内容丰富翔实，其中脉因证治论述精辟，文微义奥，且多发前贤之未发，对理论和临床均有所创新，是丹溪学派内容比较全面的代表作之一。其学术特点及贡献如下。

（一）创立四伤学说

丹溪对杂病的治疗主要从"气、血、痰、郁"四个方面着手，并创立了气血痰郁四伤学说，这在《丹溪心法》和本书中均有充分体现。比如"中风"，他提出"大率主血虚有痰，以治痰为先，次养血行血，或作血虚挟火与湿。大法去痰为主，兼补。姜汁不可少。"并指出"半身不遂，大率有痰"，痰阻络脉，以治痰为先，在具体运用上，如中风"初中倒时"，可选用"掐人中至醒，然后用去痰药及二陈"治之。如为气虚、血虚而致，可伍"四君子、四物汤等加减用之"。如"瘦人阴虚火热"而中风者，宜"四物汤加牛膝、竹沥、黄芩、黄柏"及痰药治之。“肥人中风，口眼手足麻木，左右俱作痰治”，丹溪认为是“肥白人多痰湿”，应用重在从痰治。再以“郁”为例，认为“气血冲和，万病不生，一有怫郁，诸病生焉”。其临床见症甚多，皆因当升者不得升，当降者不得降，当变化者不得变化，所以传化失常而成。丹溪治疗气血痰郁创制越鞠丸（又名芎术丸），功能行气解郁，适用于气、血、痰、火、湿、食等郁结而致的胸膈痞闷，或脘腹胀痛，嘈杂吐酸，饮食不化，嗳气呕吐等症，即该书所谓“凡郁皆在中焦，以苍术、川芎开提其气以升之，如食在气上，提其气则食自降矣，余仿此”，说明郁之主要病位在中焦，关键为“传化失常”，即由传化失常而产生六郁之病，故治郁当开提中焦之气，在当今临床上仍广为应用。

（二）提倡滋阴降火

丹溪认为“虚火可补，实火可泻，轻者可降，重者则从其性而升之，火郁可发，当看何经”。以《丹溪治法心要》“火”为例，提出阴虚证难治，用四物加黄柏，为降火补阴之妙剂。龟版补阴，乃阴中之至阴。治阴火，四物汤加白马胫骨，用火煅过，降阴火可代芩、连。黄连、黄芩、栀子、大黄、黄柏降火，非阴中之火不可用。将火分为虚、实、轻、重、郁诸类，而其中的虚火可见于多种疾病之中，如吐血、喘、目疾、盗汗等，皆可用滋阴降火法取效。如“阴虚喘嗽，或吐血者”，用四物汤加知母、黄柏、五味子、人参、麦冬、桑白皮、地骨皮。如“阴虚挟痰喘急者”，补阴降火用四物汤加半夏、枳壳。治“血虚眼”，用生熟地黄丸。“黑睛有翳”，用黄柏、知母。“眼睛痛”，用知母、黄柏泻肾火，当归养阴，羌活引经。又如强调“盗汗发热属阴虚，用四物汤加黄柏”。诚如该书所论“有补阴则火自降者”，用四物汤加黄柏、知母、龟甲之类。从而创立了“滋阴降火”理论，多为后世所宗。

（三）重视百病兼痰

前已述及，丹溪擅以“痰”论治疾病，痰为百病之长，痰随气行，无处不到，因而可产生各种病证。如中风、哮、痫、头眩、咳嗽、喘、泄泻、呕吐、恶心、嗳气、痞块、麻木、瘰疬、咽喉诸疾。故该书说："痰之为物，在人身随气升降，无处不到，无所不之，百病中多有兼此者。"痰可分为湿、热、寒、风、老、食积诸类，其临床见症除痰的一般表现外，指出"凡人身结核，不红、不痛、不化脓，皆痰注也。病人诸药不效，关脉伏而大者，痰也。眼胞眼下如烟熏黑者，亦痰也"，提出"实脾土燥脾湿，是治痰之本法也"，用二陈汤为治痰要药。对后世治痰都有重要影响。

十二、《医学正传》考略

在丹溪传人众多著作中，《医学正传》堪称是传扬丹溪学说范式之一，其与《推求师意》《丹溪心法附余》等书，同样享有盛誉，影响深远。是书凡八卷，明代虞抟著，是一部学术和实用价值兼优的综合性医著。首列"医学或问"51则，其后论述包括内、外、妇、儿、五官等科病证90余种，病证之下有论、脉法、方法、丹溪活套、医案、祖传方等，共载方900余首，附医案44例，祖传方89首。其在凡例中提到："凡丹溪诸方法，见诸卢氏《纂要》者，悉录之无遗，但有增而无减耳。惟丹溪医按不录，非为厌繁，将欲采历代名医治验总成一书，名为《古今诸贤医按》，有志未暇，姑俟诸岁月云"。

（一）丹溪临床诊治经验的应用

《医学正传》收录了大量有关丹溪论述，并有机地贯穿在本书的每个病证之中，尤其是"方法"（指治疗方法）一项，将丹溪的学术观点、诊治经验和相关方剂，列在首要位置，以醒人耳目，突出其诊治经验主要本诸于朱丹溪。

如"郁证"一节，虞氏推崇丹溪的六郁之说。其"方法"一项载述丹溪方法凡八条，首列丹溪名论"气血冲和，百病不生，一有怫郁，诸病生焉。其证有六；曰气郁，曰湿郁，曰热郁，曰痰郁，曰血郁，曰食郁。"治方有丹溪治郁名方越鞠丸，另有生韭饮治食郁，六郁汤解诸郁，升发二陈汤解痰郁等。诸郁药，春加防风，夏加苦参，秋、冬加吴茱萸。并强调凡药在中焦，以苍术、抚芎开提其气以升之。

又如“痛风”一节，其“方法”一项收录丹溪方法凡二十六条，“此病必行气流湿舒风，导滞血，补新血，降阳升阴，治有先后，须明分肿与不肿可也。不可食肉，肉属阳，大能助火。素有火盛者，小水不能制，若食肉浓味，下有遗溺，上有痞闷，须将鱼腥、面酱、酒醋皆断去之。先以二陈汤加酒浸白芍药，少佐以黄连降心火，看作何应又为区处也。”大法用“苍术、南星、川芎、白芷、当归、酒芩，在上者加羌活、桂枝、桔梗、葳灵仙，在下者加牛膝、防己、木通、黄柏”。治方有丹溪加味四物汤治白虎历节风证，大羌活汤治肢节疼痛，四妙散治走注疼痛，治上中下痛风方，二妙散治脚膝下焦湿热成痛，潜行散治血虚阴火痛风，加味二陈汤治臂痛，定痛丸治风湿一切痛，等等。足见虞氏对丹溪之学的高度重视和认真师法。

（二）对丹溪学术的注释和阐扬

更值得指出的是，虞氏还对丹溪学术观点和治法作了中肯的注释和阐扬。

如书中“医学或问”一节，虞氏对丹溪治肿胀之法发挥说：“或问：丹溪治肿胀之证，专主乎土败木贼、湿热相乘为病。东垣又多主乎寒，言病机诸腹胀大皆属于热之语，乃言伤寒阳明经大实大满之证也。又云：热胀少而寒胀多。二说不同，其孰非而孰是欤？曰：东垣，北方人也，其地土高燥，湿热少而寒气多，故有是论。我丹溪先生，生长于东南之地，故病此者尽因脾虚受湿，肝木大旺，故言然也。”此乃对丹溪遵循《素问·异法方宜论》经文并运用于临床精要分析，启发良多。

又如对丹溪妇人产后病治法，虞氏阐发说：“或问：妇人产后之证，丹溪当以大补气血为主治，虽有杂证，以末治之。又曰：产后中风，切不可作风治而用风药。然则产后不问诸证，悉宜大补气血乎？曰：详“主末”二字，其义自明。若夫气血大虚，诸证杂揉，俱虚而无他证者，合宜大补气血自愈。或因虚而感冒风寒者，补气血药带驱风之剂。或因脾虚而食伤太阴者，补气血药加清导之剂。或因瘀血恶露未尽而恶寒发热者，必先逐去瘀血恶露，然后大补。经曰：有本而标之者，有标而本之者。又曰：急则治其标，缓则治其本。丹溪“主末”二字，即标本之意耳。临证之际，其于望闻问切之间，岂不可辨乎。若一例施之以补，岂非刻舟求剑之术耶。”其对丹溪治疗产后病的大法，作了浅显易懂的注释，对医者精准理解丹溪原话，颇有裨益，很切合临床实用。

再如对丹溪“倒仓法”评议，更有释疑解惑的作用，尝谓：“愚按：《内经》谓脾胃者，仓廪之官，五味出焉。大肠者，传道之官，变化出焉。小肠者，受盛之官，化物出焉。今详此法名为倒仓，谓倾倒仓廪之陈腐也。其论中反复叮咛之意，无非只为肠胃中痰积胶固，及化生诸般奇形之虫，诚恐痼疾难疗。愚常屡试明验，惟脾胃与大小肠有食积痰饮，而为腹痛、痞癖、食疟、黄胖、痞满、恶心、嗳气、嘈杂、吞酸等证，行之无不应手获效。”对丹溪所创倒仓的作用原理进行了很好的诠释，同时用自己的临证运用体会验证了倒仓的应用效果，并告诫倒仓法的注意事项，“其余一应气血虚损，与夫反胃膈噎、臌胀痨瘵、大风真病已成，及肥白气虚之人，或一切证候脉虚软无力者，切不可轻试，以自招咎愆。丹溪有谓咯血吐红久病，尝用此法而愈，盖必其人胃中痰火大盛，而真气壮实未亏，亦在丹溪之高见，亲手用之则可。今人效颦，而妄以似是而非者行之，是乃徒取诮于诸人，而反谤以丹溪之法不堪信也，慎之慎之！”虞氏对倒仓法的作用原理和适应证、禁忌证等作了很大补充，难能可贵。如此等等，不一而足。

虞抟出身丹溪弟子之家，受家学的熏陶，对丹溪学说深有研究，其所著《医学正传》堪称是传扬丹溪学说的范式，影响深远。作为丹溪学派的主要传人和骨干，对丹溪学术思想的传承与发展，其功不可泯灭。

十三、《医学纲目》对丹溪学说的传承和发挥

《医学纲目》是由明代著名医家楼英所撰，全书凡四十一卷，是一部洋洋百余万字的鸿篇巨制，其纲目分类法，条理清晰，体例新颖，近

代浙籍医家曹炳章盛赞其“实为医学类书中之最有法度者”，确非过誉。《医学纲目》内容十分丰富，学术价值甚高，楼氏之学颇受朱丹溪学说的影响。据有关史料考证，楼英自称“私淑丹溪之学者”，足见其学术是与丹溪之学薪火相传的。

（一）崇尚丹溪学术思想，传承弘扬并举

有关丹溪学术思想，归纳为阳有余阴不足论、相火论、气血痰郁四伤学说、湿热观和治未病思想等五大方面。试观《医学纲目》，其辑录丹溪学术思想的内容甚多，这在该书卷之四、卷之九中可见一斑。众所周知，阳有余阴不足论是朱丹溪核心的学术思想，气血痰郁四伤学说是丹溪诊治内伤杂病的总纲，楼氏对这二者研究尤为重视，是理所当然的。

其一，阳有余阴不足论。丹溪认为人体在正常的生理情况下，也是“阳有余阴不足”，这是他运用《内经》“天人相应”理论，结合理学对天地阴阳的认识，以天例人所得出的结论。所谓“人受天地之气以生，天之阳气为气，地之阴气为血，故气（阳）常有余，血（阴）常不足”是也。正因为人体在生理状况下已存在阳有余阴不足，再加上“人之情欲无涯”，更易引起相火妄动，耗损阴精，从而加剧阴阳偏颇而发生病变。为此，丹溪在养生保健上十分强调“收心养心”“不见所欲，使心不乱”，以免相火妄动，阴精走泄。并把养阴抑阳作为养生的主要举措。主张幼年不宜过饱过暖，青年应晚婚节欲，老年饮食宜茹清淡。反对膏粱厚味和服食金石丹剂等燥烈药物，以达到“保全天和”，却病延年的目的。

楼氏对丹溪上述观点十分赞同，并以此指导临床实践特别是养生保健。有学者以《医学纲目·卷之九·调摄宜禁》为依据，将楼英提出的养阴方法分列为静心养性、节制色欲；调和饮食、味淡养阴；禁用辛燥、戕杀根本等条目加以阐述，可谓言而有据，信而有征。由是观之，楼氏提出的诸多养生措施和方法，不能不说是深受丹溪“阳有余阴不足”学术思想的启迪。

其二，气血痰郁四伤学说。丹溪在内伤杂病治疗上，王纶归纳为“气血痰郁”四字。王氏在《明医杂著·医论》中说：“丹溪先生治病，不出乎气血痰，故用药之要有三：气用四君子汤，血用四物汤，痰用二陈汤。久病属郁，立治郁之方，曰越鞠丸。”确是抓住了要领。

楼氏对丹溪有关“郁”的论述，广为征引，如《医学纲目·卷之四·阴阳脏腑部》载：“六郁。气血冲和，万病不生，一有怫郁，诸病生焉。”楼氏批曰：“治郁法。”并对丹溪治郁名方六郁汤、越鞠丸详细辑录，足见其重视非同一般。同时，楼氏还选录了丹溪治疗由郁引起的病案数则以资佐证，如“有妇人三十岁，因哭子，至半年后，胸痞有块如杯，饮食大减，面淡黄惨黑，若不胜衣，六脉弦细虚涩，至日晡后则发寒热。予察其事已急，补泻兼用，以补中益气汤随天气寒暄加减法，与东垣痞气丸相间服，食前用汤，食后用丸，常令汤多于丸些少。如此近一月，寒热皆退，食亦稍进，又以丸用汤相等服之，至第二月以后，忽一夜大发寒热，至天明热退，胸中之块如失，至晚手足下半节皆肿，遂停药。三五日后，忽一夜手足之肿如失，至天明胸中之块复有，比如前觉小一晕。遂以二陈汤加桔梗、白术、枳实，调理半月而安。次年复生一男。”楼氏批曰：“因郁成积，丹溪之法补中带磨积为主。”评议可谓切中肯綮，一语点出了丹溪治疗因郁成积的处方用药特色。

这里尤其值得一提的是，楼氏对丹溪有关“痰”的论说颇多研究。盖丹溪论痰，有曰：“痰之为物，在人身随气升降，无处不到。”“百病中多有兼痰者。”“病人诸药不效，关脉伏而大者，痰也。”对痰证的治疗，尝谓：“治痰法，实脾土，燥脾湿，是治其本。”“二陈汤一身之痰多管，如要下行，加引下药，在上加引上药”等等。楼氏力宗其说其法，强调“百病皆生于痰”，特别是在痰症的认识上，揉合其他医家的论述，对丹溪论痰作了很大的补充和发挥，这在《医学纲目·卷之二十一·脾胃门》中有充分体现。举凡偏头痛、眩晕、精神恍惚、浑身燥痒、嗳气吞酸、喉中如炙脔、恶梦、足膝酸软、骨节腰肾疼痛、手臂麻痛、四肢不举、手足重滞、齿痒咽痛、口糜舌烂、喷嚏连声、耳内蝉鸣等病症，认为其发病常与痰有关，可见楼氏对丹溪痰病学说的高度重视，足以拓宽我们临床对痰证的诊治思路，启发良多。

（二）宗法丹溪诊治经验，袭用提高结合

丹溪是医学大家，其对内、外、妇、儿诸科病症均有丰富的诊治经验，这在丹溪本人及其弟子传人整理其师经验著述如《格致余论》《局方发挥》《金匮钩玄》《丹溪心法》《丹溪手镜》《脉因证治》《丹溪治法心要》中有大量的记述。作为丹溪私淑弟子的楼英，当然熟谙和掌握其师的诊治经验。以诊脉为例，丹溪《格致余论》中设有“左大顺男右大顺女论”，对其机理做了分析，楼英在此基础上，进一步予以阐发，认为“左主血，右主气”，男性阳气偏盛，理应左脉大于右脉；女性阴盛，理应右脉大于左脉，说理浅显，使人易于理解。

对于诸病的诊治，楼氏推崇丹溪之法。如中风（卒中）一病，丹溪尝谓：“今世所谓风病，多与痿证混同论治，良由《局方》多以治风之药通治诸痿也。古圣论风痿各有篇目，源流不同，治法亦异，不得不辨。”并举大量古今名论，对中风半身不收舌难言与痿证予以鉴别，还提出了自己对两病的治法。楼氏深受启发，认为斯乃“风症辨异”“丹溪治法补中带攻”，其赞同丹溪之论，跃然纸上。又如对妇女月经病，丹溪《格致余论》设有“经水或紫或黑论”，楼氏受其影响，并做了发挥，认为经色紫黑为热，经水淡为虚，经水多为虚热，将行时痛为滞，经后痛为虚，经成块为滞，经不及期为血热，经过期者为血少等，对临床有一定的参考价值。

朱丹溪在长期的临床实践中，创制了不少经典名方，诸如大补阴丸、越鞠丸、左金丸、六郁汤、二妙散、上中下痛风方、虎潜丸等，楼氏将其名方组成、主治、功用等辑入有关病症。如《医学纲目·卷之十二·诸痹》治筋骨疼痛因湿热者录用二妙散;《医学纲目·卷之五·阴阳脏腑部》治肝火录入左金丸;《医学纲目·卷之十七·心小肠部·诸痿》称虎潜丸治痿厥如神，等等，从而有力传承和宣扬了丹溪名方。

楼氏应用丹溪之方，贵在临证化裁。如《医学纲目·卷之

二十八·肾膀胱部·厥》载："尝治一老人痿厥，累用虎潜丸不愈，后于虎潜丸加附子，立愈如神，盖附反佐之功也。"可见楼氏处方用药，师古而不泥，能自出机杼，确是一位善继承者也。

丹溪临证曾有众多医案，惜乎丹溪本人未见医案专著传世，十分遗憾。作为丹溪私淑弟子的楼英，在其巨著《医学纲目》中收录丹溪医案140余例，极大地补充和保存了丹溪医案，从而为后人编写丹溪医案专著，提供了大量资料，弥足珍贵。楼氏在这方面的贡献，功不可没。

（三）颂扬丹溪医德医风，践行"医乃仁术"

朱丹溪的高尚医德，为广大病家所推崇和爱戴。据宋濂《石表辞》记载："四方以疾迎候者无虚日，先生无不即往，虽雨雪载途，亦不为止。""窭人求药，无不与，不求其偿，其困厄无告者，不待其招，注药往起之，虽百里之远弗惮也。"楼氏深受丹溪医德医风的影响，努力践行"医乃仁术"理念，救死扶伤，躬身力行。据《萧山历代名人》载：（楼英）对贫困病人，分文不收，医治不分贵贱，上至朝廷皇亲国戚，下至贫民百姓。真乃医界泰斗，品德端行，圣贤之蕴，一代风范。当时，人们尊称楼英是"神仙太公"。更为感动的是，楼英故里传颂着这样一个故事：当年楼塔处在婺越、睦杭的要路上，村里开有"酒家"，代旅人吃饭住宿。一次，两个住店的老人突然病倒了，并且病得很重，店家怕被拖累，让伙计把两个奄奄一息的老人扶出，要他们走。老人苦苦哀求，"祈活甚恳，佣不许"。适时被楼英遇见，希望店家不要赶走他们，"万一不讳，吾为直之"，意为如果发生不测的后果，一切由我负责。两个老人才住回酒店，楼英亲自送药诊疗。一个多月后老人的病痊愈，楼英不仅不取分文，还付了旅资，两个老人感激涕零地离开了楼塔。

楼英对丹溪学说的传承与发挥，厥功甚伟，所著《医学纲目》彪炳医林史册，流芳百世。

第六章　学派名论阐释

一、阳有余阴不足论

【原文】

人受天地之气以生，天之阳气为气，地之阴气为血，故气常有余，血常不足。何以言之？天地为万物父母，天，大也，为阳，而运于地之外；地，居天之中为阴，天之大气举之。(《格致余论·阳有余阴不足论》)

【阐释】

《素问·调经论》曰："人之所有者，血与气耳。"此处，以"天之阳气"喻人身之气，取其光明、温暖、生发万物之无形能量共性；以"地之阴气"喻人身之血，取其凝重、滋润、长养万物之有形物质共性。所使用的是"取象比类"之思维方式，从世间万象中，归纳抽取出"阴阳"之哲学概念，用以描述相互对立、互为消长的两种事物及状态。故《素问·阴阳应象大论》曰"阴阳者，天地之道也""积阳为天，积阴为地，阴静阳燥，阳生阴长，阳杀阴藏，阳化气，阴成形""阴在内，阳之守也；阳在外，阴之使也"。在正常状态下，"阴"和"阳"之间的量化关系应该是动态平衡的，正如《素问·宝命全形论》"夫人生于地，悬命于天，天地合气，命之曰人"，《素问·生气通天论》"阴平阳秘，精神乃治"。朱丹溪以"天地"喻"气血"，又以天大于地、地居天中为气所举，推论出"气常有余、血常不足"("阳有余阴不足")的结论。

【原文】

日，实也，亦属阳，而运于月之外；月，缺也，属阴，禀日之光以为明者也。人身之阴气，其消长视月之盈缺。故人之生也，男子十六岁而精通，女子十四岁而经行。是有形之后，犹有待于乳哺水谷以养，阴气始成，而可与阳气为配，以能成人，而为人之父母。古人必近三十、二十而后嫁娶，可见阴气之难于成，而古人之善于摄养也。《礼记》注曰：惟五十然后养阴者有以加。《内经》曰：年至四十，阴气自半，而起居衰矣。又曰：男子六十四岁而精绝，女子四十九岁而经断。夫以阴气之成，止供给得三十年之视听言动，已先亏矣。人之情欲无涯，此难成易亏之阴气，若之何而可以供给也？(《格致余论·阳有余阴不足论》)

【阐释】

此以月“禀日之光以为明”，喻人身阴气禀阳气而生；以“月之盈缺”，喻人身阴气之消长“有待于乳哺水谷以养”。这正是体现了“气为血之帅”和“有形之血不能速生”之特性。而人之“视听言动”，无时无刻不在消耗阴气，也正是因为阴气之“难成易亏”，故朱丹溪提出“阴不足”的观点，实为灼见。然人之“视听言动”，非但消耗阴气，同样也在消耗阳气，则阳气之有余，确有争议，如张景岳就认为“阳非有余”。

【原文】

心动则相火亦动，动则精自走，相火翕然而起，虽不交会，亦暗流而疏泄矣。(《格致余论·阳有余阴不足论》)

【阐释】

《素问·天元纪大论》载“君火以明，相火以位”，火分君相，历来注释纷纭。朱丹溪《格致余论·相火论》载：“火内阴而外阳，主乎动者也，故凡动皆属火。以名而言，形气相生，配于五行，故谓之君；以位而言，生于虚无，守位禀命，因其动而可见，故谓之相。”张景岳《景岳全书·君火相火论》载：“轻清而光焰于上者，火之明也；重实而温蓄于下者，火之位也。明，即位之神，无明则神用无由以著；位，即明之本，无位则光焰何从以生。故君火之变化于无穷，总赖此相火之栽根于有地，虽分之则一而二，而总之则二而一者也。”喻嘉言《医门法律》言：“君者上也，相者下也。阳在上者，即君火也；阳在下者，即相火也。上者应离，阳在外也，故君火以明；下者应坎，阳在内也，故相火以位。火一也，而上下幽显，其象不同，此其所以有辨也。”章虚谷《医门棒喝》言：“盖光明洞彻者，火之体也，名之为君；温煦燔灼者，火之用也，名之为相。”“故人之心火，名为君火，而其运用施为，生化气血者，相火之功也。”大致从火之名与实、位与象、体与用等方面进行阐述。而五行之气，唯火有二，正如《素问·阴阳应象大论》言“壮火散气，少火生气”，火之本身并无善恶。丹溪认为，火“主乎动”“人有此生，亦恒于动”，故关键在于：不妄动！妄动，则“火起于妄，变化莫测，无时不有，煎熬真阴，阴虚则病，阴绝则死。”

【原文】

古人谓不见所欲，使心不乱。夫以温柔之盛于体，声音之盛于耳，颜色之盛于目，馨香之盛于鼻，谁是铁汉，心不为之动也！（《格致余论·阳有余阴不足论》）

【阐释】

《庄子·天地》言：“失性有五：一曰五色乱目，使目不明；二曰五声乱耳，使耳不聪；三曰五臭薰鼻，困惾中颡；四曰五味浊口，使口厉爽；五曰趣舍滑心，使性飞扬。此五者，皆生之害也。”《淮南子·精神训》言：“嗜欲者，使人之气越，而好憎者，使人之心劳，弗疾去则志气日耗。夫人之所以不能终其寿命，而中道夭于形戮者，何也？以其生生之厚。”故《尚书·大禹谟》“十六字心传”：“人心惟危，道心惟微；惟精惟一，允执厥中。”《素问·上古天真论》“十六字真言”：“恬淡虚无，真气从之，精神内守，病安从来。”皆强调“修心”的重要，心不妄动，邪念不起，则火不妄动，不戕元气，亦无损真阴真阳。

【原文】

人之一身，阴常不足，阳常有余。况节欲者少，过欲者多。精血既亏，相火必旺，火旺则阴愈消，而劳瘵咳嗽、咯血、吐血等症作矣。故宜常补其阴，使阴与阳齐，则水能制火，而水升火降，斯无病矣。故丹

溪先生发明补阴之说，谓专补左尺肾水也。(《明医杂著·补阴丸论》)

【阐释】

阳之有余、不足，取决于其生成与消耗的情况，而朱丹溪提出“阳常有余”，是有其时代背景的。《局方发挥》言：“《局方》之为书也，可以据证检方，即方用药，不必求医，不必修制，寻赎见成丸散，病痛便可安痊。仁民之意，可谓至矣！自宋迄今，官府守之以为法，医门传之以为业，病者恃之以立命，世人习之以成俗。”朱丹溪认为：如此“集前人已效之方，应今人无限之病”，无异于“刻舟求剑，按图索骥”，更何况在用药上，“可表者汗之，可下者利之，滞者导之，郁者扬之，热者清之，寒者温之，偏寒偏热者反佐而行之，挟湿者淡以渗之，挟虚者补而养之，何尝例用辛香燥热之剂，以火济之火，实实虚虚”。可见《局方》非但盛行，且多用热药，那么在药物的助阳生火之下，“阳常有余”便成立了。故王纶认为：“世之人，火旺致病者十居八九，火衰成疾者百无二三。且少年肾水正旺，似不必补，然欲心正炽，妄用太过，至于中年，欲心虽减，然少年所丧既多，焉得复实？及至老年，天真渐绝，只有孤阳，故补阴之药，自少至老，不可缺也。”而在明以来，“寒凉”“滋阴”盛行，矫枉过正的背景下，张景岳又提出“阳非有余”，力行“温补”。至此，王冰之“壮水之主，以制阳光；益火之源，以消阴翳”，得到了完整的体现。

【原文】

丹溪论阳有余阴不足，乃据理论人之禀赋也。盖天之日为阳，月为阴。人禀日之阳为身之阳而日不亏，禀月之阴为身之阴而月常缺。可见人身气常有余，血常不足矣。(《石山医案·营卫论》)

【阐释】

汪石山是丹溪的传人，他秉承了丹溪“阳有余阴不足”这一基本学术观点，这一观点主要源于宋元理学对天地、日月阴阳的认识。天人关系是我国古代思想家的理论体系的重要组成部分，宋元理学由此构建了“天人合一”理论体系。丹溪于此理尤有发挥，提出：“人受天地之气以生，天之阳气为气，地之阴气为血，故气常有余，血常不足。”“天地为万物父母，天，大也，为阳，而运于地之外，地，居天之中，为阴，天之大气举之。日，实也，亦属阳，而运于月之外；月，缺也，属阴，禀日之光以为明者也。人身之阴气，其消长视月之盈缺。”天大、地小、日实、月缺，均有阳多阴少之意，通过这般自然现象取类比象，说明人体阴阳气血的有余和不足。此外，诚如上条所释，丹溪这一理论亦是针对当时固守《局方》滥用温燥之流弊而言，《格致余论》自序有云：“人之一身，阴不足而阳有余，虽谆谆然见于《素问》，而诸老犹未表彰，是宜《局方》之盛行也。”

二、相火论

【原文】

天主生物，故恒于动，人有此生，亦恒于动，其所以恒于动，皆相火之为也。(《格致余论·相火论》)

天非此火不能生物，人非此火不能有生。(《格致余论·相火论》)

【阐释】

相火理论源自《素问·天元纪大论》，“君火以明，相火以位”，南宋陈无择《三因极一病证方论·君火论》言“五行各一，唯火有二者，乃君相之不同。相火则丽于五行，人之日用者是也；至于君火，乃二气之本，万物之所资始”，乃将相火理论引入人体。至金元时期，相火理论趋于成熟，特别是李东垣、朱丹溪两家对此有较为详细的论述。丹溪相火的含义有二：一是指生理意义之相火，“恒动而有常”；另一是指病理意义之相火，“分藏于五脏，妄动而致病”。其中对于生理相火的认识又可分三层：一是生命动力，“其所以恒于动，皆相火之为也”“天非此火不能生物，人非此火不能有生”；二是内寄肝肾，“肝肾之阴，悉具相火”；三是必须动而有度，即所谓“动而中节”。

【原文】

相火易起，五性厥阳之火相扇，则妄动矣。火起于妄，变化莫测，无时不有，煎熬真阴，阴虚则病，阴绝则死。(《格致余论·相火论》)

【阐释】

丹溪相火论是在其“阳有余阴不足论”基础上进一步发展而来，在宋代理学思想的影响下，明确了相火有“中节”和“妄动”的生理、病理之异。丹溪认为，“相火之外，又有脏腑厥阳之火，五志之动，各有火起。相火者，此《经》所谓一水不胜二火之火，出于天造；厥阳者，此《经》所谓一水不胜五火之火，出于人欲”，食色不节、情志变动而厥阳火起，相火随之妄动。可见欲制其火，须去杂念，戒嗜欲，“远彼帷薄，放心乃收”，此观点在《饮食箴》《色欲箴》《茹淡论》等篇中均有所体现。

【原文】

必使道心常为一身之主，而人心每听命焉。此善处乎火者。人心听命乎道心，而又能主之以静。彼五火之动皆中节，相火惟有裨补造化，以为生生不息之运用耳，何贼之有？（《格致余论·相火论》）

【阐释】

丹溪学术思想上承儒家理学，因而在其理论体系中，相火之常变不仅是一个医学命题，也是一个哲学命题。此处“人心听命乎道心”，源自朱熹“必使道心常为一身之主，而人心每听命焉”。所谓“道心”，原意是能够实现善的意向和意识；而“人心”则是人的自觉或不自觉之欲望。道心、人心之辨，本是朱熹探讨心性时的重要议题，此处将其引入，论述相火的中节与妄动，以“道心”指君火主持的正常神志思维活动，以“人心”指太过之七情，而“人心听命乎道心”，即通过静心息虑，调摄精神，使火动之中节，不违于常，“君火不妄动，相火惟有禀命守位而已”。这与《内经》“恬淡虚无，真气从之，精神内守，病安从来”的思想一以贯之，可见清静内守之于养生的重要性。同时也说明丹溪理论中修养心性、格物致知的最高追求，终究还是落脚于道德理想境界，这与宋元理学的追求是一致的。

【原文】

儒者立教，曰正心、收心、养心，皆所以防此火之动于妄也；医者立教，恬淡虚无，精神内守，亦所以防此火之动于妄也。盖相火藏于

肝、肾阴分，君火不妄动，相火惟有禀命守位而已，焉有燔灼之虐焰，飞走之狂势也哉！（《格致余论·房中补益论》）

【阐释】

丹溪云："主闭藏者，肾也；司疏泄者，肝也。二脏皆有相火，而其系上属于心。心，君火也，为物所感则易动。心动则相火亦动，动则精自走，相火翕然而起。"可见相火内寄于肝肾，且由心之君火所控制。丹溪将相火妄动之起因，归咎于人之情欲无涯："夫以温柔之盛于体，声音之盛于耳，颜色之盛于目，馨香之盛于鼻，谁是铁汉，心不为之动也"，心动则相火亦动。"心者，主乎性而行乎情，故'喜怒哀乐未发则谓之中，发而皆中节则谓之和'"，故丹溪主张静养、节欲，只有无欲而静，不迁于外物，不累于情感，五志之火方能"中节"，维持平和。此处丹溪援儒入医，以理学修养方法指导治病防病，也是其医学思想的重要特色。

三、气血痰郁四伤理论

【原文】

气血冲和，万病不生，一有怫郁，诸病生焉。故人身诸病，多生于郁。（《丹溪心法·六郁》）

【阐释】

《内经》有"疏其血气，令其条达，而致和平"的名论。丹溪有鉴于此，创新性地提出了上述观点。夫人身气机贵于流通，惟流通则气机升降有序，出入有常，这是维持生命活动的根本保证。若气机郁滞，则脏腑经络之气血运行受阻，升降出入有失常度，诸病由是作矣。清代医家王孟英受丹溪"怫郁致病"理论影响，也曾提出"人身气贵流行，百病皆由愆滞"，由此可见，气机郁滞，脏腑功能失调是疾病较为常见的病机，理气解郁之法对疾病的防治有着重要的指导意义和实用价值。

【原文】

郁者，结聚而不得发越也。当升者不得升，当降者不得降，当变化者不得变化也。此为传化失常，六郁之病见矣。气郁者，胸胁痛，脉沉涩；湿郁者，周身走痛，或关节痛，遇阴寒则发，脉沉细；痰郁者，动则即喘，寸口脉沉滑；热郁者，瞀闷，小便赤，脉沉数；血郁者，四肢无力，能食，便红，脉沉；食郁者，嗳酸，腹饱不能食，人迎脉平和，气口脉紧盛者是也。(《金匮钩玄·六郁》)

【阐释】

朱丹溪在《内经》气血津液学说的基础上，首提“六郁”之说，此条则进一步阐述了气、湿、痰、热、血、食六郁之临床表现，综观上述诸症，均为气机郁滞，传化失常所致，若气可畅，郁可解，则症可消，疾可瘳，这无疑也是丹溪创制解郁名方之奥义所在。

【原文】

痰之为物，随气升降，无处不到。(《丹溪心法·痰》)

【阐释】

痰乃津液停滞所酿，津液的流动依赖气之推动，津液停滞酿生之痰也随气运行于一身，外至皮肉筋骨，内达经络脏腑，无处不到，广泛伤害人体，致病多端。证诸临床，若痰饮流注于经络筋骨，可使气机阻滞，气血不畅，将引起肢体麻木、屈伸不利，甚至半身不遂，或形成痰核、瘰疬、阴疽等症；若痰饮阻肺，肺气不得宣降，可见胸闷气喘、咳嗽咳痰；若痰饮在胃，则胃失和降，可见恶心呕吐、痞满不舒；若痰阻心脉，可见胸闷胸痛心悸；若痰气结于咽喉，可致咽中梗阻如有异物感。痰浊随气升降，还可“上至巅顶，下至涌泉”，痰随气上，则易蒙蔽清窍，扰动心神，出现头晕目眩，甚则神昏谵语，或引起癫、狂、痫等疾病。总之，痰致病广泛，临床所表现的症状纷纭复杂，故有“百病多痰、怪病多痰”等说。

【原文】

百病中多有兼痰者，世所不知也。(《丹溪心法·痰》)

【阐释】

朱丹溪在前人的基础上着重在痰的病因病机特点上立论，他认为痰之为病，来去无定，聚散无常，或停于五脏六腑，或客于经络四肢，引起痰病的范围极广，倡“百病中多有兼痰”。在他临床所述的一百多个内科病证中，病因有痰的占半数以上。正如《丹溪心法》总结：“痰之为患，为喘为咳，为呕为利，为眩为晕，为嘈杂、怔忡、惊悸，为寒热痛肿，为痞膈，为壅塞，或胸胁间辘辘有声，或背心一片常为冰冷，或四肢麻痹不仁。”此外，丹溪在著作中还对痰的辨识总结了不少经验。如“凡人身结核不红、不痛、不作脓，皆痰注也”“肥白人多痰湿”“眼胞、眼下如烟熏者，亦痰也”“病人诸药不效，关脉伏而大者，痰也”“有痰者，脉滑数”；“痰郁者，动则气喘，寸口脉沉滑”等，从人的形体、色脉等方面进行特征性辨证。丹溪还认识到临床上有些“怪病”乃因痰而致，如“病似邪鬼……导去痰滞，痛乃可安”“风痰多见奇证”，以上均反映了丹溪对痰病的研究达到了一定的深度。

【原文】

丹溪治病，以痰为重。(《丹溪心法·痰》)

【阐释】

丹溪创“气、血、痰、郁”四伤理论，此论是一个有机的整体，又有所区分，论因多重“气血”，论证则重“痰郁”。丹溪认为凡气血怫郁，则津液停滞不化，凝而为痰，而痰一旦形成又反过来更加阻滞了气机的运行，使气机更加郁滞。因此痰不仅仅是病理产物，也成了新的致病因素，故不治“痰郁”则“气血”无以调和，而调和“气血”又往往是为了治“痰郁”。“丹溪治病，以痰为重”，系程充在《丹溪心法》中所按，阐明了丹溪临证重视治痰的学术特色。具体在治疗方面，丹溪习用“二陈汤”治疗各类痰证，这在其著作中多有体现，方广在《丹溪心法附余》进一步阐发“此方半夏豁痰燥湿，橘红消痰利气，茯苓降气渗湿，甘草补脾和中。盖补脾则不生湿，燥湿渗湿则不生痰，利气降气则痰消解，可谓体用兼赅，标本两尽之药也”，其对二陈汤方义的分析，堪称言简意赅，切中肯綮。

【原文】

治痰法：实脾土，燥脾湿，是治其本也。(《丹溪心法·痰》)

【阐释】

丹溪认为“大凡治痰用利药过多，致脾气虚，则痰易生而多”，盖脾为后天之本，脾运不健则津液不化，聚而成痰，故脾有生痰之源之称。其遵《内经》“治病必求于本”，治痰时重视脾胃的作用，具体原则为“实脾土，燥脾湿”，“二陈汤，一身之痰都治管”。丹溪实脾土、燥脾湿还习用人参、黄芪、苍术、白术、茯苓之属，总属于健运中州为主。同时，丹溪强调治痰用吐法、下法攻之者需顾护中气，这都体现了丹溪治痰注重中焦脾胃的思想。

【原文】

善治痰者，不治痰而治气，气顺则一身之津液亦随气而顺矣。（《丹溪心法·痰》）

【阐释】

宋·严用和云：“人之气道贵乎顺，顺则津液流通，决无痰饮之患。古方治痰饮用汗吐下温之法，愚见不若以顺气为先，分导次之。”丹溪承此说，他认为脾气健运，气机畅达，则痰饮化而津液行。气滞和痰阻常相互为患，互为因果，“气结则生痰，痰盛则气愈结”。痰之成根于气之滞，痰之治贵乎气之畅。因此在痰的治疗上，丹溪重视条畅气机、运脾燥湿，陈半夏、陈皮两味主药即“行气即是祛痰，豁痰即是行气”深意之体现。虽然痰的形成有外感内伤、寒热温凉、虚实阴阳之不同，但临证治疗总以调理气机为第一要义。

【原文】

二陈汤一身之痰都治管，如要下行，加引下药，在上加引上药。（《丹溪心法·痰》）

【阐释】

丹溪治痰，以条畅气机、运脾燥湿为治则，二陈汤中半夏、陈皮等均入中焦，中焦脾胃居中，通连上下有升有降，故为诸脏气机升降之枢。欲使气机条畅，总以畅达中焦脾胃气机为主。丹溪还根据痰所犯上下部位不同，加用“引使”药到达病所。具体用药可参考虞抟《医学正传》之说：引上，可用柴胡、升麻、防风之类；引下，可用黄柏、木通、防己之类。柴胡、升麻、防风有升阳祛风之功效，适合风痰上扰之症；黄柏、木通、防己有利湿行水之功效，适合痰湿下注之症。清·尤在泾说："药无引使，则不通病所。"临床根据辨证论治而加入引经药确可提高疗效。

【原文】

气结则生痰，痰盛则气愈结，故调气必先豁痰。(《丹溪心法·破滞气》)

【阐释】

气结、痰阻常伴同相见，气结引生痰患，痰盛阻滞气机则气结愈盛，因此痰不仅是气结的病理产物，也成了导致气结的致病因素，故丹溪强调条畅气机必先豁除痰患。若痰患不除，气行受阻，则气机无法畅通。古方四七汤证即是例证，七气相干，痰涎凝结，如絮如膜，甚如梅核窒碍于咽喉之间，咯不出咽不下，名曰梅核气，治疗以半夏、茯苓燥湿化痰为主治，配伍厚朴、苏叶通畅气机。此证虽为气结引生痰患所致，但治疗总以豁除痰患为要，痰得除则气道自然通利。

【原文】

凡痰之为患，为喘为咳，为呕为利，为眩为晕，心嘈杂、怔忡、惊悸，为寒热痛肿，为痞膈，为壅塞；或胸胁间辘辘有声；或背心一片常为冰冷；或四肢麻痹不仁，皆痰饮所致。(《丹溪心法·痰》)

【阐释】

痰之为患，致病广泛，《金匮要略·痰饮咳嗽病篇》详细论述了四饮（痰饮、悬饮、溢饮、支饮）的具体症状和区别，丹溪此处论述的痰饮实为广义之痰饮，指体内水液不得输化，停留或渗注于体内某一部位而发生的病证。痰随气而行，可达全身，若痰饮停滞阻滞气机，则易引起脏腑气机失常。如痰饮停肺，肺失宣降，出现胸闷、咳嗽、气喘，甚则不能平卧；饮停肠胃，传导异常，则见恶心、呕吐、腹胀肠鸣、饮食减少；饮停胁下，则见胸胁胀满、咳而引痛；痰结咽喉，气道不利，则出现咽中梗阻，如有异物，吐之不出，咽之不下，胸膈满闷，时太息等；饮停背后则背后常感冰冷；痰停四肢则肢端麻木不仁等。正如《类证治裁·痰饮》所述:“痰则随气升降,遍身皆到,在肺则咳,在胃则呕,在心则悸,在头则眩,在背则冷,在胸则痞,在胁则胀,在肠则泻,在经络则肿,在四肢则痹。”痰饮致病多端,症状多变,故有“百病皆生于痰”之谓。

【原文】

二陈汤治痰之主药也,如寒痰加附子、姜、桂;湿痰加苍、白二术,食积痰加曲蘖、山楂;热痰加芩、连、栀子;风痰加南星、皂角;燥痰加瓜蒌、青黛;郁痰加枳壳、香附;老痰加海石、朴硝,乃合其宜。(《丹溪心法附余·痰》)

【阐释】

丹溪治痰,以“顺气为先,分导次之”为治则,以二陈汤为主方广治一身之痰,但痰有寒热虚实之分,此处即是二陈汤加减运用的具体情形。这里寒、湿、食积、热、风、燥、郁多认为以病因论,也可认为是以证型论。而老痰一般认为痰气固结,长久不解者,治疗起来尤其不易,丹溪主张以海石(海浮石)、朴硝(芒硝)治疗。此外丹溪还对特定部位痰的治疗也有加减运用的阐述:“痰在胁下,非白芥子不能达;痰在皮里膜外,非竹沥、姜汁不可导达;痰在四肢,非竹沥不开;痰结在咽喉中,燥不能出入,用化痰药加咸药软坚之味”。以上均体现了丹溪为临床治痰之大家,对后世痰病学的发展有着深远影响。

【原文】

丹溪先生治病,不出乎气、血、痰,故用药之要有三:气用四君子汤,血用四物汤,痰用二陈汤。又云:久病属郁,立治郁之方,曰越鞠丸。(《明医杂著·医论》)

【阐释】

朱丹溪气血痰郁四伤学说是治疗杂病之心得体会,对后世医家有着重要的临床指导作用。丹溪以其丰富的实践经验创制了治郁名方——越鞠丸,谓其能“解诸郁”。《中医名方精释》对其方义阐发曰:“方中以香附为君药,行气解郁,使气行则血行,气血通畅则痰、火、食之郁亦随之而消;川芎行气活血以治血郁;苍术燥湿运脾以治湿郁;神曲和胃消食以治食郁；栀子清热泻火以治火郁，并监制诸药温燥之性，共为臣佐药。气血和顺，湿食得化，郁火得清，虽未用祛痰药，痰郁亦随之而消，此乃治本之意。”由是观之，宣郁通滞，畅达气机是越鞠丸的主要功能，用治气、血、痰、火、湿、食等郁结所致的胸膈痞闷、脘腹胀痛、吞酸嘈杂、饮食不化、嗳气呕吐等疗效显著，至今仍广泛适用于胃神经官能症、胃及十二指肠溃疡、慢性胃炎、胆石症、胆囊炎、肝炎、抑郁症、肋间神经痛、妇女痛经、月经不调等有六郁见症者。

四、治未病论

【原文】

与其救疗于有疾之后，不若摄养于无疾之先。盖疾成而后药者，徒劳而已。是故已病而不治，所以为医家之法，未病而先治，所以明摄生之理。夫如是则思患而预防之者，何患之有哉！此圣人不治已病治未病之意也。尝谓备土以防水也，苟不以闭塞其涓涓之流，则滔天之势不能遏；备水以防火也，若不以扑灭其荧荧之火，则燎原之焰不能止。其水火既盛，尚不能止遏，况病之已成，岂能治欤？（《丹溪心法·不治已病治未病》）

【阐释】

“不治已病治未病”的观点，始见于《内经》,《素问·四气调神大论》指出:“是故圣人不治已病治未病，不治已乱治未乱，此之谓也。夫病已成而后药之，乱已成而后治之，譬犹渴而穿井，斗而铸锥，不亦晚乎？”丹溪继承《内经》“治未病”的学术思想，并着意发挥，以备土以防水、备水以防火取类比象的方法，形象地说明“治未病”的重要性，言简意赅，启发良多。丹溪的治未病观紧紧贯穿于其医学思想之中，在《格致余论》中就有“阳常有余阴常不足”“饮食色欲箴”“养老论”“慈幼论”等专篇予以论述，丰富与完善了中医未病先防的医学思想。

五、湿热观

【原文】

六气之中，湿热为病，十居八九。(《格致余论·生气通天论病因章句辨》)

【阐释】

朱丹溪出生及生活的义乌地处东南，气候多湿偏热，丹溪结合环境及其临床所见，提出“六气之中，湿热为病，十居八九”。这句话主要体现了以下两点：①注重湿热致病。丹溪提出“湿热相火为病甚多”，认为湿热相合为病，可致痛风、臌胀、疝气等多种疾病，他发展了《内经》湿热病因学说，扩大了六气致病的范畴，对后世的湿热致病学说产生了深远影响。②六气致病的地域性。南方湿热之气与北方寒冷而干燥之气大相径庭，《素问·异法方宜论》提出地势气候各殊，病因不尽相同，加之体质有别，因而发病和治疗也各不相同。丹溪承其说，提出“东南地下，多阴雨地湿，凡受必从外入……西北地高，人多食生冷、湿面、湩酪，或饮酒……此皆自内也”，认识到湿热发病不仅具有地域气候特点，而且与饮食习惯密切相关。其创制的二妙散堪称治湿热的经世名方，后人据此衍化出三妙丸、四妙丸等，足见其影响之深远。

六、养老论

【原文】

人生至六十、七十以后，精血俱耗，平居无事，已有热证，何者？头昏目眵，肌痒溺数，鼻涕牙落，涎多寐少，足弱耳聩，健忘眩晕，肠燥面垢，发脱眼花，久坐兀睡，未风先寒，食则易饥，笑则有泪，但是老境，无不有此。(《格致余论·养老论》)

【阐释】

丹溪此处详细描述了人体因年龄增长，精血日益耗损，生理功能逐步衰退的表现。《内经》提出“七八肝气衰，筋不能动，八八天癸竭，精少，肾脏衰，形体皆极”，丹溪承其说，提出“况人身之阴，难成易亏，六七十后，阴不足以配阳，孤阳几欲飞越，因天生胃气，尚尔流连，又借水谷之阴，故羁縻而定耳”。认为天癸耗竭、精血亏虚是老年人体质的普遍状况，易出现阴偏虚阳偏亢之见症。他概括老年人的生理病理特点为精血损耗、阴气亏虚、虚火妄动、多见热证，因此养生即延缓“精血俱耗”的速度，保养真阴，才能做到延年益寿。在具体措施上，丹溪吸取了河间“慎不可妄以热药养其真气”的经验，主张养阴摄生，在《格致余论》的《饮食箴》《色欲箴》《茹淡论》《房中补益论》等篇中都述及了养阴与摄生方面的内容，阐明了保养阴气与动静适度对养生的重大意义。

【原文】

夫老人内虚脾弱，阴亏性急，内虚胃热则易饥而思食，脾弱难化则食已而再饱，阴虚难降则气郁而成痰。(《格致余论·养老论》)

【阐释】

老年人肾精日衰，所赖水谷精微充养，以后天补先天，故丹溪论养老十分重视调理脾胃。他概括老人脾胃的生理特点为“脾弱阴亏性急”，故饮食养生应慎重，尝谓“所以物性之热者，炭火制作者，气之香辣者，味之甘腻者，其不可食也明矣。……纵口固快一时，积久必为灾害”。在具体禁忌上丹溪也有详细论述：“若稠黏干硬，酸咸甜辣，一切鱼肉、木果、湿面、烧炙、煨炒，但是发热难化之物，皆宜禁绝”“至于好酒、腻肉、湿面、油汁、烧炙煨炒、辛辣甜滑，皆在所忌”。茹淡以养阴，忌厚味辛辣，保护脾胃的清和畅达，这一节养之说对于后世的养生理论产生了深远影响。

【原文】

人身之阴难成易亏，六七十后，阴不足以配阳，孤阳几欲飞越，因天生胃气尚尔留连，又借水谷之阴，故羁縻而定耳。(《格致余论·养老论》)

【阐释】

本条论述了老年体质的生理特点。朱丹溪认为五脏六腑相生相养，人至六十后，精血不断损耗，阴液已属亏虚，阴不足以配阳，则相火易于妄动，阴阳既失调和，各脏腑功能衰退，导致人体不断衰老。若脾胃功能尚健，赖后天所化生之水谷精微，才借以维持正常的生命活动。由此可知，丹溪认为老年体质生理特点为精血俱耗，阳有余阴不足，而脾胃为气血生化之源，可补先天之肾阴，强调了“胃气”在养老调摄方面的重要性。

【原文】

奚止乌附丹剂不可妄用，至于好酒、腻肉、湿面、油汁、烧炙煨炒、辛辣甜滑，皆在所忌。(《格致余论·养老论》)

【阐释】

本条论述了老年养生的用药及饮食禁忌。其内涵有二：其一，朱丹溪反对妄用乌附类温燥方药施补。在丹溪生活的时代，政府和民间皆推崇《局方》，然人至老年，肾中所藏之阴精匮乏，阳有余阴常不足尤为明显，因此，对老年人阴虚血少之体，一味施用辛香温燥之方，既易助热，又伤阴精，理应以滋养保护阴精为主，慎用辛温香燥之品；其二，朱丹溪十分重视饮食对养生的影响，提出“至于饮食，尤当谨节”，老年人的体质生理特点为“精血俱耗，阳有余阴不足”，故肥甘厚味、辛辣甜滑之物均为所忌，若过食之，贻害非浅。孙思邈亦曰：“夫万病横生，年命横夭，多由饮食之患。”故年老之人尤当注重饮食调养。

七、慈幼论

【原文】

血气俱盛，食物易消，故食无时。然肠胃尚脆而窄，若稠黏干硬，酸咸甜辣，一切鱼肉、木果、湿面、烧炙、煨炒，但是发热难化之物，皆宜禁绝。(《格致余论·慈幼论》)

【阐释】

本条论述了小儿时期的饮食禁忌。朱丹溪认为小儿血气充盛，发育迅速，故有“食物易消”的生理现象，但小儿各脏腑的形态和生理功能并不成熟和完善，故有“肠胃尚脆而窄”的生理特点，又小儿为“稚阴稚阳”之体，“脾常不足”，因此在饮食上难以承受发热难化之物，如恣意妄食上列食物，会影响脾胃的消化吸收功能，引起“食积”“疳证”等病，危害可谓大矣。

【原文】

儿之在胎，与母同体，得热则俱热，得寒则俱寒，病则俱病，安则俱安。母之饮食起居，尤当慎密。(《格致余论·慈幼论》)

【阐释】

本条论述了胎孕致病对幼儿的影响。朱丹溪认为孕期母亲的饮食、身体状况等变化对小儿影响甚大，若母亲平时饮食无节，起居无常，母体受病，可使胎儿禀受母体胎毒而患病。此时若力治母病，祛除病因，母病既祛，胎儿即可随之而安。因此“母之饮食起居，尤当慎密”。

【原文】

人生十六岁以前，血气俱盛，如日方升，如月将圆，惟阴长不足，肠胃尚脆而窄，养之之道，不可不谨。(《格致余论·慈幼论》)

【阐释】

本条论述小儿时期的生理特点和养生之道。朱丹溪认为小儿在生长发育时期，血气俱盛，生机勃勃，机体与活动都日趋成熟，同时处于阴长不足，肠胃尚脆而窄的状态。在此时期，更需要注重将养，以促进健康的发育成长，故丹溪强调“养之之道，不可不谨”。

八、斥《和剂局方》之弊

【原文】

经曰：热伤脾，常服燥热，宁不伤脾乎？又曰：肾恶燥，多服燥热，宁不伤肾乎？又曰：热伤元气，久服燥热，宁不伤气乎？(《局方发挥》)

【阐释】

朱丹溪以《内经》为理论依据，反对滥用燥热药。《内经》已有“热伤脾、肾恶燥、热伤元气”的论述，然《局方》中多用燥热之方，医者若不加辨证，妄用辛香燥热之剂，反而易致温燥伤阴、阴虚阳亢之弊。为此，丹溪曾明确指出“脾肾有病，未必皆寒”，批评了《局方》用药之偏，强调治病求因，审因论治。但需要指出的是，丹溪并非一概否定《局方》，他本人也常用《局方》的方剂，如二陈汤之类即是，只不过指出《局方》用药偏于温燥，意在力纠时弊，这种治学态度，值得肯定。

【原文】

然病者一身血气有浅深，体段有上下，脏腑有内外，时月有久近，形志有苦乐，肌肤有厚薄，能毒有可否，标本有先后，年有老弱；治有五方，令有四时；某药治某病，某经用某药；孰为正治、反治，孰为君、臣、佐、使。合是数者，计较分毫；议方治疗，贵乎适中。今观《局方》，别无病源议论，止于各方条述证候，继以药石之分两，修制药饵之法度，而又勉其多服、常服、久服。殊不知一方通治诸病，似乎立法简便，广络原野，冀获一二，宁免许学士之诮乎？（《局方发挥》）

【阐释】

临证治病要重视因人、因时、因地制宜，即与患者体质、居处和发病时令密切结合起来分析病情，从而做出正确的辨证施治。本条论述，充分体现了朱丹溪临床治病，强调“三因制宜”，他反对以方侯证，强调治病求本。丹溪生活的时代《局方》盛行，人们可不必求医，根据病证随时买现成丸散，即制方以俟病，据证检方，理法方药之间完全脱节，针对这样的医疗风气，朱丹溪批判性的指出临证治病，理应先求病因，察所犯何邪，视标本缓急而施治。人体的生理功能、病理变化千差万别，治疗各异，而《局方》只在方后记述主证的症候、药量、修制、服法，不论病源，不辨表里寒热虚实，用一方通治诸病，似乎简便易行，但不加变通，忽视辨证，治疗疾病恐难奏验效，加之《局方》中多辛香燥热之品，又勉其多服、常服、久服，易致阴精损耗，贻害无穷。

【原文】

何尝例用辛香燥热之剂，以火济火，实实虚虚，咎将谁执？（《局方发挥》）

【阐释】

“毋虚虚，毋实实”是治病必须遵循的原则。朱丹溪曾指出《局方》中针对气病、呕吐、噎膈、吞酸、痰饮等明显热证，治疗却用安息香丸、五膈丸、丁沉煎丸、倍术丸等辛香燥热之剂，乃以火济火，实实虚虚，虽暂时得快，然久服反而损耗真气，伤阴劫液，阴阳失衡，易成“变证”“坏证”，一旦阴液消耗殆尽，阳无所附，则必脱而殆也。

九、论中风

【原文】

中风大率主血虚有痰，治痰为先，次养血行血。或属虚，挟火（一作痰与湿），又须分气虚、血虚。半身不遂，大率多痰，在左属死血、瘀（一作少血），在右属痰、有热，并气虚。左以四物汤加桃仁、红花、竹沥、姜汁；右以二陈汤、四君子等物，加竹沥、姜汁。（《丹溪心法·中风》）

因于风者，真中风也；因于火、因于气、因于湿者，类中风而中风也。（《医经溯洄集》）

【阐释】

中医对中风病因病机的认识有一个发展过程。唐宋以前，大多归咎于外风，故治疗以祛风为主，小续命汤为其代表方剂。至金元时期，刘河间提出“心火暴盛”的观点，李东垣认为“本气自虚”，特别是朱丹溪则主张“湿痰生热”为其病因。各家见仁见智，互有发挥，实开中风有真中、类中区分的先河，丹溪弟子王履对此说得更为明确。

试观朱丹溪治疗中风的方药，其重视化痰祛湿、养血活血，不言而喻，这对后世治疗类中风，影响十分深远。当然，明清以降，医学大家叶天士更强调阴虚风动是中风的主要病机，治法以滋阴息风为主，继而近代张伯龙《雪雅堂医案·类中秘旨》、张山雷《中风斠诠》等，于类中风的证治，更有细致阐发，对现代临床有重要指导和借鉴作用。

十、论瘟疫

【原文】

瘟疫，众人一般病者是，又谓之天行时疫。治有三法，宜补，宜散，宜降。热甚者，加童便三酒盅。入方：大黄、黄连、黄芩、人参、桔梗、防风、苍术、滑石、香附、人中黄。上为末，神曲糊丸，每服六七十丸，分气血与痰作汤使。气虚者四君子汤，血虚者四物汤，痰多者二陈汤送下，热甚者童便下。(《丹溪心法·瘟疫》)

【阐释】

本条论述了对瘟疫的治疗方法。在《丹溪心法》中，朱丹溪论治瘟疫主张宜补、宜散、宜降。盖瘟疫多热甚毒盛，因此用大黄、黄连、黄芩、滑石、人中黄等寒凉之药降火清热解毒为主；桔梗、防风、苍术、香附辛散之药调和气血；瘟疫易损阴耗气，伤津劫液，方中用人参可益气以养阴生津，取“阳生阴长”之意。同时根据气血痰热的不同情况，选择不同的汤药送服。此方堪称是治瘟疫的名方，惜乎现代很少应用，值得传承弘扬，推广应用。

十一、论产后病治法

【原文】

产后无得令虚，当大补气血为先，虽有杂证，以末治之。(《丹溪心法·产后》)

【阐释】

妇人分娩，气血耗损，故而产后之体多气血偏虚，“虽有杂证，以末治之”，道出了产后补益气血之重要，此为丹溪洞彻产后病之本后提出的辨治心法。然产后多虚，并非尽虚，临证切不可拘于“虚”而概行大补，当谨记“勿拘于产后，亦勿忘于产后”的治疗原则。

第七章　丹溪名方选评

一、越鞠丸

【文献出处】

《丹溪心法》。

【原文摘录】

解诸郁，又名芎术丸。

苍术　香附　抚芎　神曲　栀子各等分

上为末，水丸如绿豆大。

【应用举隅】

此方为治疗郁证的代表方。“气血冲和，万病不生，一有怫郁，诸病生焉。”丹溪创制越鞠丸以调解气、血、火、痰、湿、食六郁之证，王纶在《明医杂著》中曰：“故余每用此方（越鞠丸）治病，时以郁法参之，气病兼郁，则用四君子汤加开郁药，血病、痰病皆然。”清代医家陈修园就明确指出：“越鞠丸，（丹溪）解郁总方。”本方常用于治疗气血痰火湿食郁结所致诸病，临床应用较为广泛，兹举例如下。

1. 抑郁症

赵氏选用越鞠丸（香附、川芎、苍术、神曲、栀子各 15 克，改为汤剂用药）随症加减，睡眠不安者加酸枣仁、柏子仁各 15 克；便秘者加大黄 6 克，芦荟 12 克，生地黄 15 克；泛酸者加海螵蛸、煅瓦楞各 15 克；惊悸不宁者加牡蛎、龙骨各 15 克；胃脘痞满者加焦山楂、焦六曲、炙鸡内金各 15 克；腹部胀满者加葫芦壳 12 克，大腹皮 15 克。结果显示越鞠丸加减治疗抑郁症疗效满意。［赵心华，安娜．越鞠丸治疗抑郁症的临床疗效及安全性观察．浙江中医杂志，2020，55：874-875.］

2. 梅核气

某女，46 岁。因生气突感咽部不适，胸膈满闷，食欲不佳，如异物梗喉，自服咽炎片效果不佳，来诊。咽部无明显红肿，舌苔厚腻，舌质淡红，脉沉细。中医诊断：梅核气，肝气郁结；西医诊断：急性咽炎。治则：疏肝行气解郁。越鞠丸加减：苍术 12 克，川芎 15 克，香附 40 克，炒栀子 12 克，神曲 10 克，柴胡 12 克，青皮 6 克，射干 15 克，木香 10 克。二诊咽部不适明显减轻，仍有异物感，食欲稍增。上方去木香，加元胡 12 克，川楝子 15 克，以增加疏肝理气之功。三诊咽部异物不适感基本消失，食欲大增，无明显胸膈瞒闷症状，去木香、射干。四诊无咽部异物感，除稍有胸膈满闷感外，其他如常，停服汤剂，给予逍遥丸和舒肝丸继服 1 个月，后随访一切如常。［白静，杨勤龙．越鞠丸辨治急慢性咽炎．实用中医内科杂志，2017，31：78-80.］

3. 精神分裂症

王某，男，39 岁，2010 年 2 月 14 日初诊。年前患精神分裂症，经住院治疗后病情一直稳定。近 2 个月来，头晕胸痞，心悸失眠，神思恍惚，多疑，困倦乏力，情绪不稳，疲劳时加剧，因拒服西药，曾予天王补心丹、舒眠胶囊等疗效不著，舌苔薄腻，脉弦滑。诊断：郁证。辨证：气血失和，痰瘀痹阻。治以解郁行气，活血化瘀，宁心安神。因患者不愿服汤剂，遂改用中成药越鞠丸早、中、晚各 10 克；并予心理疏导。服药 3 个月，诸症渐消失，随访 5 年未复发。［韩卫军，王树锋，李霞，等．越鞠丸临床应用 3 则．山西中医，2015，31：35.］

4. 心悸

孙某，女，65 岁。反复胸闷心慌 1 年余，加重 1 个月。多次查心电图无明显异常，动态心电图见房性期前收缩，服用琥珀酸美托洛尔缓释片 47.5 毫克，每日 1 次，疗效不显。来诊前 1 个月每于情绪紧张时症状复作加重。平素善思多虑，情绪易紧张，每因心情不佳而心慌加重。既往有高血压、糖尿病、腔梗病史。刻诊：心悸不能自主，心烦，口干不欲饮，胸膈痞满，恶心欲呕，不思饮食，夜不能寐，辗转反侧。舌黯红，苔腻微黄，脉沉数。辨证属气郁日久，痰热扰心。治拟：理气化痰，泻火解郁。处方：制香附 12 克，苍术 12 克，栀子 10 克，川芎 6 克，黄连 6 克，神曲 10 克，法半夏 6 克，陈皮 10 克，炒枳实 6 克，姜竹茹 6 克，茯苓 12 克，合欢皮 12 克。14 剂，水煎服，每日 1 剂。二诊：患者诉服药后心慌、心烦不适明显好转，夜寐差、口干、食欲较前均有改善，苔腻较前减轻，脉沉。患者痰火、心火之象好转，恐苦寒之品日久进一步损伤脾胃，故去黄连，加党参 20 克，炒白术 12 克，苏梗 10 克，加强益气健脾之效。原方加减服用 2 个月余，诸症俱息，复查动态心电图未见早搏。［毛晨晗，张蒙，马文祺，等．宗越鞠丸之意异病同治心系病体悟．南京中医药大学学报，2022，38：254–257.］

5. 失眠

郝氏运用越鞠丸（苍术 10 克、川芎 10 克、香附 10 克、焦栀子 10 克、神曲 10 克为主方），并根据个体差异相应加减，分别于早饭后和晚饭后半小时口服，治疗 8 周结果治疗组总有效率为 87.5%，高于对照组的 70.0%。［郝黛君．越鞠丸加减治疗失眠疗效观察．内蒙古中医药，2017，18：17.］

6. 冠心病

陈某，男，47 岁，因“反复胸闷胸痛半年余，再发 1 周”就诊。既往住院查心电图：室性早搏，T 波改变。心脏彩超：LVEF60%，左右房室内经均正常，左室心尖部，各节段均肥厚 15 ～ 20 毫米，肥厚心肌回声不均匀，余室壁不增厚，左室流出道未见明显梗阻。冠脉 CTA：患者心率控制差，血管局部错层伪影；右冠动脉见多发钙化，管腔轻度狭窄；右冠起始段似见低密度充盈缺损；左冠状动脉前降支、对角支、回旋支、钝缘支多发钙化斑块，伴局部管腔低密度充盈缺损，管腔轻中度狭窄。左冠前降支中段局部壁冠可能。右冠状动脉优势型心脏。目前服用美托洛尔缓释片 23.75 毫克 / 天。刻下：胸闷胸痛，叹气，偶有头晕，视物晃动，行走欠稳，纳可，二便调，夜寐欠佳，苔白腻，质紫暗，脉弦滑。证属肝郁痰瘀、心脉失调。治以疏肝理气、活血化浊、调和心脉。处方：川芎10克，醋香附10克，炒苍术10克，六神曲10克，焦栀子10克，法半夏10克，瓜蒌皮10克，薤白头10克，葛根30克，紫丹参10克，炙甘草6克。7剂代煎，每日1剂，浓缩小包90毫升，2包，分早晚饭后温服。1周后复诊，胸闷胸痛较前好转，头晕不显，自觉腹胀，喉咙紧缩感。续予上方，去葛根、炙甘草，加厚朴5克、枳壳10克调理，后门诊随访，胸痛少有发作。[朱德建，陆曙.陆曙从“郁”论治冠心病.江西中医药，2018，49：20–22.]

7. 慢性胃炎

王某，女，47岁，会计。主诉：食后胸骨后隐痛伴烧心2个月，现食后胸骨后隐痛，伴烧心、嗳气，喜叹气，无反酸，无口苦，无口干，腹部畏寒，饮食一般，眠一般，易醒，大便2日一行，头干，舌红边有瘀点，脉弦滑。心电图：①窦性心律；②大致正常心电图。胃镜：慢性浅表性胃炎。无其他相关基础病。辨证属于肝郁气滞，予以越鞠丸加减。组方：川芎10克，苍术10克，香附12克，神曲30克，炒麦芽30克，炒谷芽30克，陈皮10克，连翘10克，炒莱菔子30克，茯苓10克，法半夏10克，木香10克，砂仁6克，浙贝母12克，7剂，水煎服，饭前服。复诊，食多后胸骨后隐痛伴烧心，偶叹气，眠一般，大便可，舌红有瘀点，脉弦。上方加栀子10克，琥珀2克，合欢花10克冲粉用，7剂。三诊，上述症状均有所缓解，川芎12克，桃仁6克，7剂。后电话随访，诉症状好转。[白怀娟，刘竺华.刘竺华运用越鞠丸治疗脾胃病的经验总结.黑龙江中医药，2018，01：51–52.]

8. 胃神经官能症

牟氏报道运用越鞠丸加味治疗胃神经官能症50例。基本方药物组成：香附、川芎、苍术、神曲、栀子、郁金各15克，柴胡、甘草各10克。加味：腹痛腹胀明显者加枳壳、木香、厚朴各15克；恶心呕吐甚者，加白豆蔻10克，半夏、竹茹各15克；食欲不振者，加鸡内金、山楂、麦芽各15克。每日1剂，水煎500毫升，分2次饭后服用。7天为1疗程。治疗1～5疗程。痊愈42例，好转8例。[牟明鸥.越鞠丸加味治疗胃神经官能症50例.浙江中医杂志，2009，44：675.]

9. 胃肠功能紊乱

樊氏选取胃肠道功能紊乱患者口服越鞠丸加减方：香附、栀子、苍术、川芎、神曲各 15 克。辨证属肝胃不和证加柴胡、白芍各 15 克，陈皮 12 克；脾胃湿热证加茯苓、泽泻各 15 克，黄连 9 克；饮食积滞证加焦山楂、焦麦芽、焦槟榔各 15 克；寒热错杂证加干姜 12 克、黄连 6 克、姜半夏 15 克；脾胃虚弱证去栀子加黄芪 30 克，党参、炒白术、茯苓各 15 克，甘草 9 克。水煎服，每日 1 剂，每日 3 次。2 组治疗 14 天，治疗期间停用其他胃肠药物。结果显示，治疗组总有效率 88.57%，治疗组总有效率明显优于对照组。[樊新荣 . 越鞠丸加减治疗胃肠道功能紊乱的临床观察 . 中国中医基础医学杂志，2014，20：1591–1592.]

10. 肠道易激综合征

罗氏报道采用越鞠丸加味治疗肠道易激综合征 50 例。处方：苍术 10 克，香附 15 克，川芎 10 克，神曲 15 克，栀子 10 克，临床随症加减。①黏液较多：加白头翁 15 克，白花蛇舌草 15 克。②腹痛：加延胡索 15 克。③肛门坠胀：加白蔻仁 10 克，木香 10 克。④腰痛：加巴戟天 15 克，何首乌 15 克。⑤便秘：加火麻仁 30 克，玉茸 15 克，郁李仁 30 克。⑥乏力：加北芪 20 克，水煎服，日 1 剂，每天 2 次，14 天为一疗程。同时设对照组 40 例，以黄连素 0.2 克，每日 3 次，谷维素 20 毫克，每日 3 次，14 天为一疗程。结果：治疗组 50 例，近期治愈率 72%，总有效 96%。[罗文芳 . 越鞠丸加味治疗肠道易激综合征的临床观察 . 中医临床研究，2011，3：58+60.]

【评议】

越鞠丸由苍术、香附、抚芎、六神曲、栀子所组成，适用于气、血、痰、湿、火、食“六郁”之证。六者可单独为病，又可相互为病，其中气郁是“六郁”的关键。本方选用香附，其辛香入肝能散肝气之郁，微甘性平而无寒热之偏，为疏肝理气解郁之要药，可治肝郁气滞所致之“气郁”，故为君药。朱丹溪《本草衍义补遗》谓香附子，“凡血气药必用之”。方中抚芎即为川芎，朱丹溪谓“川芎辛温，兼入手、足厥阴气分，行气血而邪自散也”，又谓其能“开郁行气”，故其辛温芳香走窜入肝胆，为血中之气药，既可活血祛瘀，以治血郁，又可助香附行气解郁之功，两者相配，相得益彰。山栀子苦寒而降邪，清散三焦之火，尤善清心火，为治疗热病烦闷之要药。朱丹溪谓“栀子清气凉血，散三焦火郁之药也”“山栀子仁，大能降火，从小便泄去”，故选用此药而治“火郁”。苍术味苦性温，燥湿运脾，以治“湿郁”，朱丹溪谓“苍术治湿，上、中、下皆有可用，又能总解诸郁”，又谓“苍术为足阳明经药，气味辛烈，强胃健脾，发谷之气，能径入诸药，疏泄阳明之湿，通行敛涩，香附乃阴中快气之药，下气最速，一升一降，故郁散而平”，故香附、苍术君臣相配，则郁散而症自平。神曲味甘性温入脾胃，消食导滞，《药性论》称其有“化水谷宿食，癥结积滞，健脾暖胃”之功，故以此治“食郁”，四药共为臣佐药。然“痰郁”多由脾湿所生，亦与气、火、食有关，气机流畅，诸郁得解，则痰郁亦随之而消。故朱丹溪认为：“治痰法，实脾土，燥脾湿是治其本。”又说：“善治痰者，不治痰而治气。”因气顺则痰饮化而津液行，故方中不另加化痰药，此亦治病求本之意。费伯雄《医方论》发挥说：“凡郁病必先气病，气得流通，郁于何有？……郁者香附为君，湿郁者苍术为君，血郁者川芎为君，食郁者神曲为君，火郁者栀子为君。”由此观之，方中五药，又当根据“六郁”侧重点不同，均可成君药，洵“用之中的，妙不可言”。本方配伍之严谨，深得后世医家称道。

朱丹溪在《内经》气血津液学说的基础上，首创郁证的“六郁”之说，故本方所治郁证系由肝脾气机郁滞，而致气、血、痰、火、食、湿等相因结聚成郁。丹溪弟子戴思恭述：“郁者，结聚而不得发越也，当升者不得升，当降者不得降，当变化者不得变化，此为传化失常，六郁之病生矣。”说明郁证是气机升降失常所导致的一种病理变化，人以气为本，气和则病无由生。六郁之成，与肝脾关系最为密切，正如朱丹溪所说：“郁病多在中焦，中焦脾胃也，水谷之海，五脏六腑之主，四脏一有不平，则中气不得其和而先郁矣。”肝藏血主疏泄，喜条达而恶抑郁，若喜怒无常、忧思过度等则肝气郁结、气机郁滞，即“结聚而不得发越也”“当升者不得升”。而根据五行相克原理，肝病又可导致脾的功能失常。脾胃位居中焦，主运化水谷，升降气机，肝气郁结，疏泄失度，则脾胃运化和升降功能失常，则湿邪停滞而为湿郁。脾胃腐熟运化不及则食积停滞而为食郁。而湿、食郁积均可化而为痰，张秉成有“积郁之处，必多痰滞”之说。而气与血关系甚为密切，气为血之帅，气能行血，肝气郁结可致肝血郁滞而成血郁，而久郁又能化热生火。朱丹溪云“气有余便是火”“病得之稍久则成郁，久郁则蒸热，热久必生火”，故火郁成矣。越鞠丸一方由五药而治气、血、痰、火、湿、食等郁结所致的胸膈痞闷、脘腹胀痛、吞酸嘈杂、饮食不化、嗳气呕吐等症。本方重在治病而求于本，故其用药思路及特点值得我们加以考究。

二、大补阴丸

【文献出处】

《丹溪心法》。

【原文摘录】

降阴火，补肾水。

黄柏炒褐色　知母酒浸，炒，各四两　熟地黄酒蒸　龟板酥炙，各六两

上为末，猪脊髓蜜丸。服七十丸，空心，盐白汤下。

【应用举隅】

大补阴丸是朱丹溪创造的滋补肾阴的代表方剂，是方以滋阴降火立法，针对肾阴亏损、相火妄动的病理变化遣药组方，适用于阴虚火旺引起的各种病症。清吴谦等《医宗金鉴·删补名医方论》有曰，大补阴丸为“震亨发明先圣千载未发之旨，其功伟哉！是方能骤补真阴，承制相火，较之六味功效尤捷”，本方广泛应用于内分泌系统、泌尿系统、血液系统、生殖系统疾病的治疗，且在养生保健方面也有所发挥，兹举例如下。

1. 类风湿关节炎

张氏等用大补阴丸加味治疗类风湿关节炎 21 例，药用：龟甲、知母、炒杜仲、桑寄生各 10 克，黄柏、川芎、当归、炒白芍、淫羊藿各

15克，熟地黄、黄芪各30克，肉桂6克。水煎2次，早晚分2次温服。4周为一个疗程，连续服用2～4个疗程。兼夹寒湿者加制附片10克，炒白术15克；兼瘀血者，加鸡血藤30克，姜黄、红花各10克。关节肿痛明显者，配合外洗。结果临床缓解9例，显效7例，有效3例，总有效率为90.48%。治疗后血沉明显降低（$P < 0.01$），血红蛋白明显回升（$P < 0.01$），经统计学处理，有显著性差异。显示该方有缓解疼痛、消除关节肿胀、降低血沉、提高血红蛋白、控制病情的作用。[张治祥，王艳，马宏秀.大补阴丸加味汤治疗类风湿关节炎21例.陕西中医，2005（08）：769–770.]

2. 干燥综合征

黄某，男，42岁，5月前出现皮肤干燥，双目干涩，口燥咽干，近3个月病情加重，双膝关节变形，灼热疼痛，潮热盗汗，确诊为干燥综合征，遵丹溪意，以大补阴丸加减：黄柏、知母、山茱萸、麦冬、北沙参各12克，熟地黄20克，龟甲、山药各18克，枸杞子15克。每日1剂，连服7剂后，干燥略减，两膝关节疼痛减轻。守方加玄参12克，牡蛎15克，继服百余剂，膝关节修复满意，诸症基本消失。继服成药大补阴丸巩固疗效。[王兵.大补阴丸治疗风湿病足膝疼热的体会.河南中医，2004（01）：69–70.]

3. 系统性红斑狼疮

田某，女，37岁，3年前出现不明原因高热，四肢关节疼痛，时灼热肿胀，面部起红斑，疲倦乏力，腰痛尿少，血沉110mm/h，抗“O”正常，类风湿因子（–），尿蛋白（++），补体$C_4$0.68g/L，血检找到狼疮细胞，诊断为系统性红斑狼疮，用激素及环磷酰胺等治疗，病情缓解出院。近又发病，前医以二妙散加味，强地松用至40mg/d，热未退，关节肿痛益甚，并见筋腱挛缩，屈伸不利，五心烦热，咽干口燥，骨蒸盗汗，腰酸耳鸣，舌红少津无苔，脉细数。用大补阴丸加味：黄柏6克，知母、秦艽、桑寄生、丹参、紫草、赤芍、白芍各12克，熟地黄20克，龟甲、葛根各18克，地骨皮10克。每日1剂，服7剂后，膝、踝关节肿痛明显减轻，诸症好转。继而随症加减，服用40余剂，强地松

减至15mg/d，诸症基本消失。[王兵.大补阴丸治疗风湿病足膝疼热的体会.河南中医，2004（01）：69–70.]

4. 糖尿病周围神经炎

刘氏用大补阴丸加减治疗糖尿病周围神经炎47例，结果显效33例，有效10例，总有效率为91.48%。基本用药：知母、黄柏、秦艽各10克，熟地黄30克，龟甲20克。脉弦滑或滑数，舌苔黄腻者，加苍术、薏苡仁各30克；脉滑，苔白腻或白滑者，去黄柏，加木瓜10克，苍术、薏苡仁各30克，蚕沙10克；脉细数，舌质红，少苔者，加麦冬20克，石斛20克。每日1剂，水煎服。如赵某，男，67岁，因双下肢麻木、疼痛1年，空腹血糖10.89mmol/L，尿糖（++++），诊断为Ⅱ型糖尿病并周围神经炎。舌质淡红，苔薄黄微腻，脉弦滑。方用知母、黄柏、秦艽各10克，熟地黄、苍术、薏苡仁各30克，龟甲20克。连服30剂，下肢麻木、疼痛消失，血糖为7.3mmol/L，尿糖（+）。[刘金平.大补阴丸加减治疗糖尿病周围神经炎47例.湖南中医杂志，2000（03）：40.]

5. 崩漏

南京中医院周仲瑛教授治金某案：患者27岁，崩漏5年，月经常20～30天不尽，此次月经，先崩后漏，用大量中药及西药黄体酮治疗仍迁延约两月难净，呈咖啡色，左乳房隐痛，疲劳乏力，面色萎黄，苔黄质红，脉细滑。辨证为肾虚肝热，冲脉失约。急则治标，首诊用多味化瘀止血药涩漏止崩，配合生地黄、山萸肉滋肾阴，牡丹皮、黑山栀清肝火。此后每逢经期，选大补阴丸为主方，以炙龟甲先育阴阳，调补冲任，生地黄、女贞子、旱莲草、炒阿胶珠、仙鹤草凉血养血止血，黄柏、知母清热止血，炙乌贼骨、茜根炭、陈棕炭、血余炭、茺蔚子化瘀止血，防宿疾再作。调治后月经周期、色、质、量正常。[叶丽红，吴勉华.周仲瑛用大补阴丸验案拾萃.辽宁中医杂志，2003（04）：255.]

6. 更年期综合征

薄氏等以大补阴丸加减治疗48例，基本方：炒黄柏10克，知母、淫羊藿各12克，熟地黄、龟甲（醋炙）、山茱萸各15克。未绝经而经血多者，加益母草30克，三七粉2克，阿胶（烊化）10克；汗多者，加地骨皮15克，浮小麦、煅龙骨、煅牡蛎各30克；失眠多梦者，加夜交藤30克，炒枣仁20克；肝瘀胁胀者，加川楝子、郁金各12克，白芍9克。每日1剂，水煎，早晚分服。10天为1疗程，4疗程后统计疗效，有效率为93.75%。[薄丽亚，王茹，李俊敏.大补阴丸加减治疗妇女更年期综合征.中医药学刊，2006（02）：349.]

7. 老年认知功能障碍

谢氏以本方加减治疗69例，取得较好的疗效。基础治疗：改变生活习惯，加强智能锻炼，控制危险因素，积极防治动脉粥样硬化、冠心病、糖尿病、高血压、低血压、血脂异常、短暂性脑缺血发作、卒中等。药物治疗大补阴丸加味：龟甲12克，生地黄、枸杞子、柏子仁、丹参各15克，知母、黄柏、菊花、枣仁、天冬、麦冬各10克。每天1剂，加水煎服。结果总有效率91.43%。[谢钦达.加减大补阴丸治疗老年认知功能障碍35例.浙江中西医结合杂志，2007（06）：373-374.]

8. 咳血

李某，男，51岁，支气管扩张咯血，身热，咳嗽，痰少，痰中带血，甚则咳吐鲜血，口干，心烦易怒，五心烦热，舌红少苔，脉细数。X线摄片提示：支气管扩张合并肺部感染。辨证属虚火咳血，投大补阴丸加减。处方：黄柏、知母、北沙参、川贝母、蒲黄炭、阿胶珠各12克，熟地黄20克，龟甲18克，麦冬15克，仙鹤草15克。3剂，咳血顿减，身热渐退；7剂，咳血止，潮热退。[王兵.大补阴丸在血证中的临床运用举隅.湖南中医药导报，2003（12）：29-38.]

9. 尿血

常某，男，46岁，7年前患肾结核，右肾已切除，仍反复发作无痛性血尿，近年来遇劳则发，多次治疗不能止其复发。症见尿血色暗红混有血凝块，兼有眩晕，耳鸣，盗汗，腰膝酸软，咽干便结，手足心热，舌质红有瘀斑，脉细涩而数。此为肾阴不足，虚火妄动，灼伤阴络，投大补阴丸加减：黄柏、知母各15克，熟地黄30克，龟甲、鳖甲各24克，山药20克，琥珀粉2克，茜草、花蕊石各12克，三七粉3克。进药 5 剂，血尿即消，随访 2 年未发。[王兵 . 大补阴丸在血证中的临床运用举隅 . 湖南中医药导报，2003（12）：29–38.]

10. 原发性血小板减少性紫癜

丁某，女，34 岁，3 年前突然出现全身散在紫斑，两上肢为甚，大小不等，压之不褪色，无痛痒，伴有齿龈出血。近两个月病情加剧，血小板计数 43×10^9/L，骨髓穿刺提示巨核细胞系统有成熟障碍，诊断为“原发性血小板减少性紫癜”。服用强的松等药物治疗，效果不佳。诊见头晕耳鸣，潮热，倦怠乏力，腰膝酸软，心烦不寐，口干，牙龈肿痛，时有渗血，鼻衄每周发作 2 ～ 3 次，皮肤散在紫斑，月经淋漓不断，色鲜红，舌边尖红，少苔，脉细数无力。实验室检查：血小板计数 44×10^9/L，血红蛋白 90g/L。用大补阴丸加减：黄柏 9 克，知母、阿胶珠、花生衣、旱莲草、女贞子、茜草、牡丹皮、鸡血藤各 12 克，熟地黄 20 克，龟甲 18 克，黄芪、白术、紫草各 15 克。连服 15 剂后，精神转佳，出血渐止，紫斑减少，血小板计数上升至 67×10^9/L。上方出入，调治两月余以求巩固。[王兵 . 大补阴丸在血证中的临床运用举隅 . 湖南中医药导报，2003（12）：29–38.]

【评议】

大补阴丸原名“大补丸”，其组方体现了丹溪“阳常有余，阴常不足”的学术思想，强调泻相火而补肾阴，通过滋阴降火，达到养血填精之效：方中君药熟地黄、龟甲滋阴潜阳，壮水制火；臣药黄柏、知母苦寒降火，保存阴液，平其阳亢；佐药猪脊髓、蜂蜜，助龟甲、熟地黄滋补精髓以培本，又能制约黄柏之苦燥。诸药合用，滋养阴精，制约相火，培本清源。对于治疗肝肾阴精亏虚，相火亢盛，而见腰酸腿软、骨蒸潮热、盗汗遗精、眩晕耳鸣、失眠多梦诸症大有裨益。

《丹溪心法》中冠“大补丸”之名者有二，另一方仅黄柏一味，注云：“去肾经火，燥下焦湿，治筋骨软。”此二方虽名之以“补”，但实在于“泻”，其方首列知柏，功效先言降火，寓意可见一斑。后世医家对其补养之功亦多有责疑，《景岳全书 • 传忠录》明确指出：“其所列补阴等方，谓其能补阴也，然知柏止堪降火，安能补阴？若任用之则戕伐生气而阴以愈亡，以此补阴谬亦甚矣。”喻嘉言《医门法律》亦谓：“黄柏、知母苦辛大寒，虽曰滋阴，其实燥而损血；虽曰降火，其实苦先入心，久而增气，反能助火，至其败胃，所不待言。”

揆度丹溪所以言补，可能与其对人体生理病理特点认识有关，“心，君火也，为物所感则易动，心动则相火亦动，动则精自走，相火翕然而起，虽不交会，亦暗流而疏泄矣”“相火易起，五性厥阳之火相扇，则妄动矣。火起于妄，变化莫测，无时不有，煎熬真阴，阴虚则病，阴绝则死”，相火妄动，伤及肾阴，肾失固坚则走泄。故本方取黄柏伏其龙雷，以其“能清自下泛上之阴火，火清则水得坚凝，不补而补也”“肾得坚则心经虽有火而精自固”。

鉴于丹溪降火之能事，明清确实曾现滥用知柏之弊。至清代《四库全书提要》载：明以来往往“以黄柏、知母戕伤元气，介宾鉴其末流”；《弄丸心法》认为知柏多服伤胃，“故后人改用六味地黄”。六味与本方同为补肾阴之剂，各有所长，前者侧重滋阴，药力平缓；本方则滋阴降火，培本清源。《删补名医方论》云：“是方（大补阴丸）能骤补真阴，承制相火，较之六味功效尤捷。”况且本方中黄柏明确须炒至褐色，据《本草纲目》“黄檗（黄柏）性寒而沉，生用则降实火，熟用则不伤胃”；知母也注明“酒浸炒”，同样可缓苦寒之性，可见方中虽用知柏，但其性已减，只要辨证严谨，用药审慎，便无伤胃之虞。近贤冉雪峰注大补阴丸云：“阴气渐竭，燥火燔灼，烦躁身热，汗出不止，阴愈伤则热愈炽，热愈炽则阴愈伤，此际用六味等补水，水不能遂生，以生脉等保津，津不能终保，惟黄柏、知母大苦大寒，又益以地黄之润沃，龟版之镇降，以急平其火，急敛其火，急镇其火，急摄其火，去一分火热，即保一分阴液。”此番评点精辟中肯，深得本方义蕴，特录于此，供同道参详。

三、左金丸

【文献出处】

《丹溪心法》。

【原文摘录】

左金丸治肝火。一名回令丸。

黄连六两，一本作芩　吴茱萸一两或半两

上为末，水丸或蒸饼丸，白汤下五十丸。

回令丸泻肝火，行湿为之反佐，开痞结，治肝邪，可助补脾药。

黄连六两　茱萸一两

上为末，粥丸。一方名左金丸。治肺火，茱萸或半两，水丸，白汤下。

【应用举隅】

左金丸临床应用广泛，临证多用复方，其黄连与吴茱萸的用量配比不必拘泥于六一比，灵活用治消化系统及非消化系统疾病，疗效满意，兹举例如下。

1. 胆汁反流性胃炎

周凤梅运用左金丸加减治疗胆汁反流性胃炎，且随症变化，主方为黄连、大黄、枳实、木香各 10 克，蒲公英、煅瓦楞子、丹参各 30 克，吴茱萸 5 克，水煎服，每日 1 剂，服用 5 剂后症状有改善，继续服用 20 剂，诸症消失，且随访未复发。[周凤梅，蔡爱梅 . 变通左金丸治疗慢性胃炎体会 . 现代中西医结合杂志，2004，18：2392.]

2. 胆囊炎

赵成国报道刘铁军应用柴胡疏肝汤合左金丸加味治疗慢性胆囊炎（气郁化火证），症见右胁肋胀痛，腹痛，烧心，反酸，生气后尤甚，纳少，嗳气，失眠，口干，口苦，大便不成形，质黏，2 ～ 3 日一行，小便可，舌红苔黄，脉弦滑。治法疏肝利胆、泻火止痛，药用柴胡 15 克，醋香附 20 克，川芎 20 克，陈皮 15 克，炒枳壳 10 克，白芍 20 克，甘草10克，黄连15克，吴茱萸5克，水煎取汁300毫升，每次150毫升，日2次，早晚饭后温开水送服。并嘱患者禁食辛辣刺激的食物，调节情绪，忌生气。1个月后电话随访，上症未再反复。[赵成国，刘铁军.刘铁军教授基于柴胡疏肝汤合左金丸加味治疗慢性胆囊炎（气郁化火证）验案1则.饮食保健，2019，06：85.]

3. 幽门螺杆菌感染

李臻等观察左金丸治疗幽门螺杆菌感染胃病的效果，中医辨证分型为肝郁气滞型、脾胃湿热型、脾胃寒湿型，分别以左金丸（黄连、吴茱萸）不同的配比治疗，肝郁气滞型6∶1，脾胃湿热型3∶1，脾胃寒湿型1∶1。药物粉末装入0.3克空心胶囊，每次6粒，每日3次，结果75例患者痊愈26例，显效32例，有效13例，无效4例，总有效率为94.67%。[李臻，魏宝永.左金丸在治疗幽门螺杆菌感染性胃病中的应用.中华实用中西医杂志，2005，18（5）：725.]

4. 便秘

张丽英介绍顾伟民应用左金丸加减治疗肝胃失和、湿热内蕴型便秘。患者自诉便秘两年，大便色黑细，平素靠灌肠通便，舌苔薄腻偏黄，舌有星点，脉弦滑细。治以疏肝和胃，理气通腑之法。处方：川郁金10克，炒木香5克，制大黄、枳实、枳壳各10克，小川黄连3克，淡吴茱萸2克，赤芍、白芍、制厚朴、姜半夏各10克，炒谷芽、炒麦芽、炒楂曲各15克，酸枣仁、合欢花、茯苓各10克。7剂，水煎，分两次服。此方加减治疗3周，随访7个月无复发，基本治愈。[张丽英.左金丸治疗便秘经验.中国乡村医药，2021，28（2）：1.]

5. 失眠

李平等研究发现对于顽固型不寐患者，在服用西药镇静安眠药物反复治疗无效的情况下，左金丸6∶1配伍加减化裁，清肝解郁、镇静安神，药用黄连12克，吴茱萸2克，柴胡12克，丹皮9克，龙胆草6克，黄芩9克，蒲公英12克，墨旱莲12克，女贞子12克，五味子12克，炙远志12克，炒酸枣仁12克等，症状改善，睡眠正常。[李平，楚更五，张军会，等.左金丸不同配伍比例的临床应用.中医药临床杂

志，2007，04：341–342.］

6. 眩晕

杜昌华用左金丸治一例眩晕。患者因眩晕不能平卧 1 小时而来就诊，测血压在正常范围，患者自诉 2 天来情志不畅，郁怒不已，致肝火化风而为眩晕，嘱其口服左金丸 1.5 克，1 小时后眩晕消失，次日已去上班。［杜昌华．左金丸临床治验．广西中医药，1989，01：21.］

7. 牙痛

孙建平报道用左金丸加味治疗牙痛，始因生气而得，至今尚觉两侧胁肋胀满不适。辨属肝郁化火，横逆犯胃，上攻牙龈所致。予清肝泻火解郁之左金丸加味：黄连 10 克，吴茱萸 3 克，生地黄 15 克，细辛 3 克，3 剂，水煎服，日 1 剂。上方仅服 1 剂痛胀即大减，3 剂服完后牙龈肿消痛止。［孙建平，王金爱．古方今用治验 2 则．国医论坛，2003，03：32–33.］

8. 头痛

又有杨姓名清礼者，鞋贾也，家颇居积，性好符咒，逢人辄谈丁甲，并以法水治病，时有小效，而其实胸中龌龊，块然痴物也。与其弟每同居，弟性好挥霍，然善理财，以故日用应酬诸费能源源接济无缺，兄则不能沾手。辛酉冬，其弟应武童子试赴府，礼忽大病，头痛如裂，身热如火。急请余治，灯下诊之，肝滑而数。告曰，此必有大不遂事，以致肝郁头痛，平肝痛自止。然何忽至此，暗询之，乃知狎邪之费内外交迫也，乃处以左金丸，三更后颇可。［清・王堉．醉花窗医案．太原：山西科学技术出版社，1985：87.］

【评议】

左金丸为临床常用之方。《丹溪心法》载本方的适应证“治肝火”“开痞结”“治肝邪，可助补脾药”。左金丸的“左金”之意，指本方平降肝火的功效，又名“回令丸”。方名中的“回令”，喻本方疗效之好。左金丸中的黄连，既能清心火，也有泻肝火的作用。本方为何命名为“左金”，朱丹溪未作说明。清代医家王子接在《古方选注》中谓：“经脉循行，左升右降，药用苦辛，肃降行于升道，故曰左金。吴茱萸入肝散气，降下甚捷；川黄连苦燥胃中之湿寒，胜胃中之热。”对左金丸的命名意蕴做了解释，因中医藏象理论认为，肝居于左，属升道；肺处于右，属降道。如果说“左”指肝之升道，“金”指肃降的话，则“左金”者，言本方的功效，即使得肝火平降。朱丹溪又言左金丸“一名回令丸”，这“回令”又是何意呢？遍找方书，未得要领，还是结合本方的配伍意义，从“金”字中寻找答案。左金丸中，重用黄连为君，大苦大寒，入心泻火，心为肝之子，心火清则火不克金，金能制木，肝火自平，乃“实则泻其子”之法，故为君药；吴茱萸辛热，能入厥阴肝经，行气解郁，又能引热下行，故以为反佐。一寒一热，故能相反相成，且辛开苦降。二药合用，共收清泻肝火、降逆止呕之效。如此说来，这个“金”是指肺。中医五行理论认为，木生火，心为肝之子，通过黄连泻其心火，心火清则火不克金，金（肺）能制木（肝）。那么，“左金”之意是否这样理解，“实则泻其子”，心火泻，火不克金，金能制木，肝（左）火自平。同样，按照五行生克学说，经肝、心、肺的相互迂回作用，从金（右）之肃降之令而行于木（左），起到平肝之效。这或许也是“回令”之意。当然，仅从字面理解，“回令”乃古军交战，得胜回营交令之谓。此比喻本方疗效之佳捷。本方命名意蕴的探寻，更倾向于“左金”指平降肝火，“回令”喻取效之好。

左金丸仅由黄连、吴茱萸二味中药组成。黄连首载于《神农本草经》“主热气，目痛，眦伤，泣出，明目，肠澼，腹痛，下痢，妇人阴中肿痛”。《本草新编》载“黄连味苦寒，可升可降，最泻火，入心与胞络，亦能入肝……止吐利吞酸，善解口渴”。吴茱萸始载于《神农本草经》，“主温中下气，止痛，咳逆寒热，除湿血痹，逐风邪，开腠理”。《本草纲目》载吴茱萸“开郁化滞，治吞酸，厥阴痰涎头痛，阴毒腹痛，疝气血痢，喉舌口疮”。黄连清心火降肝火，为君药；吴茱萸主温中降逆，在左金丸方中既为臣药，亦可反佐为用。左金丸中的黄连和吴茱萸，二药之性，一温一寒，完全相反，吴茱萸起反佐之用；一苦降一辛开，共疏泄肝胃气机，降泄肝胃逆气，起相反相成之妙。左金丸一方体现出丹溪在组方用药方面的独具匠心，两药合用，肝胃同治，辛开苦降，寒热平调，相反相成，如此，肝火得泻，胃气得降，肝胃调和，诸症自愈。

左金丸中吴茱萸能散肝胃寒气，降肝胃逆气，一般的认识较为一致。而对黄连清肝火之说，有人认为是通过其清心火之力，经“实则泻其子”而达清肝火之效。如《医宗金鉴·删补名医方论》曰：“左金丸独用黄连为君，从实则泻其子之法，以直折其上炎之势。”因吴茱萸入肝经，性温反佐，与黄连相配，引导其苦寒之性，清泻肝胆之火。故《丹溪心法》中又提到“有火盛者，当伐肝木，左金丸治肝火”。黄连合吴茱萸，果能清泻肝胆之火，实际上黄连本身即有清肝火之功，不必绕道“泻心火”或与吴茱萸组合。《丹溪心法》有一方叫“抑青丸”，单取黄连半斤，为末，蒸饼糊丸服，功效“泻肝火”。《本草纲目》载“黄连泻肝胆心脾火，退客热”。黄连不仅能泻心火和胃火，而且还能泻其他脏腑之火，能泻三焦火热之邪，临证应根据具体症状灵活运用。这里抄录李时珍在《本草纲目》中的一段话，很有参考价值。他说：“五脏六腑皆有火，平则治，动则病，故有君火相火之说，其实一气而已。黄连入手少阴心经，为治火之主药。治本脏之火，则生用之；治肝胆之实火，则以猪胆汁浸炒；治肝胆之虚火，则以醋浸炒；治上焦之火，则以酒炒；治中焦之火，则以姜汁炒；治下焦之火，则以盐水或朴硝研细调水和炒；治气分湿热之火，则以茱萸汤浸炒；治血分块中伏火，则以干漆末调水炒；治食积之火，则以黄土研细调水和炒。诸法不独为之引导，盖辛热能制其苦寒，咸寒能制其燥性，在用者详酌之。”

关于左金丸中黄连和吴茱萸的药量配比，《丹溪心法》中载黄连六两，吴茱萸一两或半两，一般认为药量比是6∶1。对此不必拘泥，如治肝胆火热实证，黄连用量宜重，吴茱萸宜轻，原方中就有比一两更小的“或半两”。其实朱丹溪用左金丸，其药量配比也是灵活的，如《丹溪心法》治“痞”方有“吴茱萸三两（汤浸煮少时），黄连八两。粥糊为丸，每服五七十丸，白术陈皮汤下”。朱丹溪在《局方发挥》中写道：“予尝治吞酸用黄连、吴茱萸制炒，随时令迭为佐使。”就没有具体的药量规定。如治疗火热致口苦泛酸者，习惯用量是黄连9克，吴茱萸3

克，或黄连6克，吴茱萸2克；若治疗寒湿泄泻，则两者药量等同，甚至可取吴茱萸的药量更大，以发挥吴茱萸散寒温肠、黄连燥湿厚肠的作用。

四、二妙散

【文献出处】

《丹溪心法》。

【原文摘录】

二妙散治筋骨疼痛因湿热者。有气加气药，血虚者加补药，痛甚者加生姜汁，热辣服之。

黄柏炒　苍术米泔浸，炒

上二味为末，沸汤入姜汁调服。二物皆有雄壮之气，表实气实者，加酒少许佐之。若痰带热者，先以舟车丸，或导水丸、神芎丸下伐，后以趁痛散服之。

【应用举隅】

二妙散具有清热燥湿之功，是丹溪治疗湿热痹证的代表名方，治疗因湿热而筋骨疼痛者。临床适应于湿热下注所引起的两足酸软无力，足膝红肿热痛，步履艰难，或妇女湿热带下、淋浊等病症，应用广泛，兹举例如下。

1. 热痹

王氏介绍用二妙散加味治疗热痹28例，其方药组成：苍术12克，黄柏15克，牛膝12克，薏苡仁30克，连翘20克，金银花12克，海桐皮10克，豨莶草15克。1日1剂，煎汤600毫升，每次饮200毫升，3次/日，1至2周为1疗程。治疗结果：治愈18例（占64.2%），好转8例（占28.6%），无效2例（占7.2%）。如治郑某，男，68岁。4天前因受凉而感周身关节酸痛，口干，自服感冒清片3天，右膝关节红肿热痛，活动时加重，口干，微恶寒，尿黄，到我科诊治，门诊以风湿关节炎收住，入院时右膝关节红肿热痛，活动不利且加重，口干，微恶寒，尿黄。查：右膝关节灼热，皮肤发红，关节肿胀，触痛。查血沉16mm/h，抗“O”类风湿因子、C反应蛋白、尿酸均为阴性。中医诊断：热痹，辨证湿热阻络；西医诊断：风湿性关节炎。治则清热除湿，通络止痛。投二妙散加味。服药1周，右膝关节红肿热痛消失，口干，微恶寒，尿黄愈。复查血沉8mm/h。随后出院。[王纪云.二妙散加味治疗热痹28例小结.云南中医中药杂志，1995（05）：46–47.]

2. 风湿性肌炎

苏某，男，30岁，1976年3月6日入院。2月中旬，左侧小腿肌肉突然疼痛，约经半小时后自行缓解，后来类似情况反复发作5次。于2月24日两侧小腿肌肉疼痛加剧，行走困难，并伴头晕身困、大便溏、小便黄等症状。曾服中西药未见好转而送来我院就诊。诊见舌红苔白厚，脉象濡缓，体温37℃。两侧小腿肌肉压痛明显，局部未见红肿，需拄持拐棍才能行走，神经反射正常。辨为湿热下注，浸淫肌肤之证。治宜清热化湿，活血通络。方投四妙散加味：苍术15克，黄柏10克，薏苡仁25克，牛膝12克，秦艽12克，赤芍12克，当归尾10克，红花8克。水煎分3次服，每天1剂，连服2天。3月8日二诊：服上方2剂后，两侧小腿疼痛大减，可丢掉拐棍步行，仅感活动不自然。守原方再进2剂。住院5天，诸症消失。[李树森.二妙散的临床运用.广西中医药，1984（01）：23–24+27.]

3. 周期性麻痹

闭某，男，17岁，1976年4月6日入院。4月4日清晨，自觉四肢酸胀重着，至10时左右，双手不能上举，两下肢不能活动，无发冷发热、头痛、咳嗽等症，大便稀烂，日1～2次，无黏液脓血，尿黄无灼痛。4个多月前曾患类似病症，以西药治疗7天而愈。诊见血压138/80毫米汞柱，神清，表情痛苦，被动体位，两侧提睾反射减弱，两侧膝、跟腱反射消失，肱二头肌、肱三头肌反射消失，四肢肌张力差。舌质红，苔微黄而腻，脉象滑数。辨为湿热痿证。治宜清热化湿通络。方投四妙散加味：苍术10克，黄柏15克，薏苡仁15克，牛膝12克，银花藤30克，鸡血藤20克，威灵仙10克。水煎分3次服。4月7日二诊：药后，半夜自觉四肢微热和麻木感，逐渐能活动，可自行翻身，今早能下床行走，经检查各肌腱反射均正常。上方共进 3 剂，于 4 月 9 日痊愈出院。[李树森. 二妙散的临床运用. 广西中医药，1984（01）：23-24+27.]

4. 多寐

胡某，女，48 岁，1980 年 6 月 18 日初诊。嗜睡易倦，白天每 2 小时左右就得躺下睡一觉，不然困顿难堪。头昏略痛，有如物缠头部之感，视物不清，耳目失聪，周身沉重，小便黄赤。舌质红，苔腻略黄，脉象濡数。病已年余，曾服健神滋补之剂罔效。该患论证审因查脉，当从清热化湿为治，拟用二妙散。处方：黄柏 15 克，苍术 20 克。水煎，饭后服。3 剂。复诊：6 月 21 日。服完上药后，小便黄赤加重，视物略清晰，余无反应，按前方续进 6 剂。服完此药，诸症消除，精神清爽，唯胃部不适。按原方加草蔻 10 克，黄柏减为 10 克，又服 2 剂，清余邪，安中州，遂痊愈。[山广志. 运用二妙散异病同治验案三则. 黑龙江中医药，1984（05）：46.]

5. 痢疾

王某，男，64 岁，工人。时处酷暑，炎热郁蒸，饮食与湿热相结，气血凝滞不行，传导失职，遂成痢证，而见腹痛，里急后重，下痢脓血，赤白夹杂，发烧，口渴，脉滑数，苔黄腻等症。治以清热燥湿，调气行血法，方用二妙散合芍药汤化裁，3 剂而愈。[刘树林，白秀珍. 琐谈二妙散的临床应用. 黑龙江中医药，1983（02）：43+42.]

6. 带下

苏某，女，17 岁，学生。黄白带下，量多，味腥臭，时下如烂肉样条状物，少腹重坠绵痛，经期超前，经血色深，脉沉缓，苔黄白而腻。诊为脾虚肝郁，下焦湿热内结所致。治以清热燥湿，健脾舒肝法，方用二妙散加味，并仿逍遥散法，3 剂愈。[刘树林，白秀珍. 琐谈二妙散的临床应用. 黑龙江中医药，1983（02）：43+42.]

7. 湿疹

李某，女，1 岁半。皮疹 1 年余，加重 2 周。患儿出生半月，脸颊表皮微红，颗粒水疱，瘙痒啼哭，夜寐不宁，迁延不愈，遍及面、颈、项、肩背及下肢。诊见疹色略红，耳郭部流水结痂。舌红、苔微腻，脉滑。此乃胎内湿热，蕴结儿体，外感风湿热邪，邪毒不解所致。治以清热祛湿法，方选二妙散加味。处方：黄柏、防风各5克，苍术、白鲜皮各6克，黄连2克，生甘草3克。服药5剂，患儿周身湿疹渐退。续服5剂，湿疹明显缓解。[李旗锋.异病同治话“二妙”.浙江中医杂志，2019，54（11）：803.]

8. 产后会阴切口感染

张氏等报道用二妙散加味治疗产后会阴切口感染32例，中医辨证属下焦湿热，治以清热燥湿，凉血解毒，其组方为：苍术30克，黄柏9克，大青叶30克。每日1剂，水煎2000毫升，熏蒸会阴部，1日2次。全部患者均做会阴切口扩创术。疗效观察：3天内全部患者会阴切口创面清洁无红肿，干燥，收敛。其中1天见效者20例，占62.5%，2天见效者10例，占31.25%，3天见效者2例，占6.25%。如治陈某，28岁，住院号37650。产前阴道检查1次。因胎儿宫内窘迫行产钳助产娩一女婴。羊水呈草绿色。产后持续低热37.5℃以上。产后第4天会阴切口拆线后部分裂开，局部红肿有脓液。经扩创后应用二妙散加大青叶熏洗患处，2天后病人会阴切口创面肿退，清洁、干燥，切口新生肉芽，于1周后出院。[张尤优，杨关通.二妙散加味治疗产后会阴切口感染32例.中医杂志，1989（01）：62.]

9. 膝关节创伤性滑膜炎

郜氏介绍用二妙散合身痛逐瘀汤治疗膝关节创伤性滑膜炎52例，基本方为：苍术、黄柏、桃仁、红花各9克，秦艽、羌活、地龙、川芎、没药、当归、牛膝、五灵脂、甘草各6克，香附3克。每日1剂，1周为1疗程。治疗结果：显效35例，有效15例，无效2例，总有效率为96.2%。认为此症属中医痹证范畴，其主要病理变化为血瘀阻络，湿热下注，因基本方有清热祛湿，活血化瘀，行血通络之功，故获良效。[郜东旭.二妙散合身痛逐瘀汤治疗膝关节创伤性滑膜炎.辽宁中医杂志，1997（02）：23.]

10. 腰椎间盘突出症

傅氏等以二妙散为主，配合物理疗法，治疗 47 例，取得满意疗效。其中内服方药为：黄柏、赤芍、土牛膝各 15 克，苍术、车前子、薏苡仁各 20 克，桑寄生、宽筋藤、木瓜各 30 克，川芎 10 克。每日 1 剂。治疗结果：治愈 37 例，好转 8 例，无效 2 例。如治陈某，女，42 岁，于 1993 年 10 月 9 日车送入院。患者从事仓管员工作，经常搬抬重物，于月前始觉腰部疼痛不适，并向右下肢延伸，伴右下肢麻木，近两天来疼痛加剧，不能行走，痛甚则下肢震颤，夜不能寐，大便少，小便短，口苦干，舌淡暗，苔黄厚，脉弦滑。体检腰骶部及右下肢沿坐骨神经走向深压痛，右直腿抬高试验阳性。门诊腰椎 X 线摄片未发现异常。入院后经腰椎 CT 检查确诊为 L5/S1 椎间盘突出，伴 S1 骨质增生。治以清热祛湿活血通络止痛法，方用二妙散加味。处方：黄柏、赤芍、乳香、没药各 15 克，苍术、土牛膝各 20 克，桑寄生、木瓜、宽筋藤各 30 克，川芎 10 克。配合使用维生素 B_1、维生素 B_{12}、谷维素、芬必得。每天上下午各行 1 次腰椎牵引，红外线照射，电脑多功能以及超短波治疗。经治疗几天患者能起床活动，但夜间睡眠、站立、扶持下行走时仍觉下肢牵拉样疼痛。上方加地龙 15 克，蜈蚣 3 克，牵引理疗每天 1 次，继续治疗 10 余天，患者能短距离独立行走，腰腿部疼痛基本消失，继续服用上方及理疗以巩固治疗。于 1993 年 11 月 20 日痊愈出院，追踪至今未见复发。[傅晓芸，方华 . 二妙散为主配合物理疗法治疗腰椎间盘突出症 47 例 . 新中医，1996（11）：39.]

【评议】

朱丹溪尝谓：“六气之中，湿热为病，十居八九。”湿热为病，注于筋骨，则筋骨疼痛；着于下肢，则筋脉阻滞，气血运行不畅，足膝红肿热痛；湿热不攘，筋脉迟缓，则筋骨颓痿；水性润下，流注带脉，则带下秽浊；流注下部，则生湿生疮。伴小便短黄，舌苔黄腻等湿热之象，法当清热燥湿，二妙散可为之。本方为治疗湿热下注所致痿、痹、脚气、带下、湿疮等病症的基础方，临床应用以足膝肿痛、小便短赤、舌苔黄腻等为辨证要点。

丹溪临证治病，十分重视清热祛湿之法，二妙散即是其创制的代表方剂。此方由黄柏、苍术组方而成。《医方考》中载："苍术妙于燥湿，黄柏妙于去热。"方中黄柏为君，性味苦寒，苦能燥湿，寒能清热，其性沉降，尤善清下焦湿热；苍术为臣，辛苦而温，其性燥烈，既健脾助运治生湿之本，又芳香燥湿疗湿阻之标。王晋三曰："苍术生用，入阳明经，能发二阳之汗；黄柏炒黑，入太阴经，能除至阴之湿；一生一熟相为表里，治阴分之湿热，有如鼓应桴之妙。"二者合用，一正一从，清热燥湿效强，并互制苦寒温燥之力，加入姜汁少许，既可防黄柏苦寒伤中，亦可增辛散祛湿之功，诸药相配，清热燥湿，健脾和中，寒温并用，标本兼顾，药简效宏，堪称是治疗下焦湿热的经世名方。

在临床应用时，丹溪强调要随症加减："有气加气药，血虚者加补药，痛甚者加生姜汁，热辣服之。"因此，后世医家化裁出许多经典验方，如明·虞抟《医学正传》中云："黄柏、苍术，治痿之要药也。"在二妙散的基础上加入川牛膝而成三妙丸，川牛膝补肝肾，强筋骨，活血通经，引药下行，三药相合，续清热燥湿之功，并活血行水，治下焦湿热之两脚麻木、肿痛，痿软无力，如火烙之热；清·张秉成《成方便读》又在三妙丸的基础上加入薏苡仁制得四妙丸，《内经》有云："治痿独取阳明。"薏苡仁独入阳明，利湿舒筋，四味合之，更增淡渗利湿之功，为治痿之妙药也。除此之外，临床可根据病证不同，灵活加味。

现代研究表明二妙散及其衍生方具有抗菌、抗炎镇痛和免疫抑制作用，临床用于治疗湿热下注所致关节炎、痛风、湿疹、丹毒、多发性神经炎、妇科炎症和伤口感染等疾病。目前临床运用二妙散及在二妙散基础上化裁而来的三妙丸、四妙丸治疗临床各科疾病有较多报道，表明其应用广泛，疗效显著，很值得进一步传承和弘扬，使之更好地为防病治病服务。

五、上中下痛风方

【文献出处】

《丹溪心法》。

【原文摘录】

四肢百节走痛是也。他方谓之白虎历节风证。大率有痰、风热、风湿、血虚。因于风者，小续命汤；因于湿者，苍术、白术之类，佐以竹沥；因于痰者，二陈汤加酒炒黄芩、羌活、苍术；因于血虚者，用芎、归之类，佐以红花、桃仁。大法之方，苍术、川芎、白芷、南星、当归、酒黄芩。在上者，加羌活、威灵仙、桂枝；在下者，加牛膝、防己、木通、黄柏。血虚，《格致余论》详言，多用川芎、当归，佐以桃仁、红花、薄桂、威灵仙。治痛风，取薄桂味淡者，独此能横行手臂，领南星、苍术等药至痛处。

入方：治上中下疼痛。

南星姜制　苍术泔浸　黄柏酒炒，各二两　川芎一两　白芷半两　神曲炒，一两　桃仁半两　威灵仙酒拌，三钱　羌活三钱，走骨节　防己半两，下行　桂枝三钱，行臂　红花酒洗，一钱半　草龙胆半钱，下行

上为末，曲糊丸梧子大。每服一百丸，空心白汤下。

【应用举隅】

现代的痛风病证，按中医辨证大多符合丹溪《痛风论》所述湿热蕴结，痰瘀阻滞病证，治疗中，只要将痛风方稍做化裁，即可取效。

1. 痛风性关节炎

房氏等以痛风方为主治疗痛风性关节炎 30 例，其中趾关节 22 例，踝、膝关节 5 例，腕关节 3 例。药用黄柏、苍术、南星、桂枝、威灵仙、红花、羌活、防己、桃仁、川芎、龙胆草、白芷、神曲为主方，关节红肿热痛甚者加土茯苓、萆薢，痛风症状明显加昆布、海藻，发作期后用金匮肾气丸、人参健脾丸等调治，以巩固疗效。急性发作期，配合用秋水仙碱片 0.5 毫克，早晚饭后服 1 次，每晚用消炎痛栓塞肛，用

药 3 天后停用。经治疗后，关节红肿热痛消失，关节活动正常，血沉、尿酸正常 27 例，占 90%。[房满庭，张安林 . 上中下通用痛风汤为主治疗痛风性关节炎 30 例 . 邯郸医学高等专科学校学报，2000（05）：383-384.]

2. 颈型颈椎病

陈氏治疗 132 例颈型颈椎病患者，采用丹溪上中下痛风方进行治疗，基础方剂组成：苍术 10 克，桃仁 10 克，威灵仙 10 克，防己 10 克，川芎 10 克，天南星 10 克，红花 10 克，黄柏 10 克，白芷 10 克，桂枝 6 克，龙胆草 6 克，羌活 6 克，神曲 6 克，甘草 6 克。随证加减：颈部红肿、邪郁化热者，加石膏 6 克，知母 6 克，虎杖 6 克，久病而气血亏虚、肝肾不足者，加黄芪 6 克，当归 6 克，生地黄 6 克。1 日 1 剂，取上述药材加入 1000 毫升清水中，煎至 500 毫升，取其清液，分早晚 2 次温服，持续服药 1 周。丹溪上中下通用痛风方治疗颈型颈椎病的临床疗效显著，且不良反应少，安全而可靠。[陈了 . 丹溪上中下通用痛风方治疗颈型颈椎病的临床疗效分析 . 饮食保健，2019，6（26）：101.]

3. 类风湿关节炎

白氏等采用古方上中下通用痛风丸加味治疗类风湿关节炎 42 例，方用丹溪上中下通用痛风丸加黄芪、当归、骨碎补、淫羊藿、鸡血藤、地龙、全蝎、白花蛇。即：黄芪、当归、鸡血藤各 30 克，骨碎补 20 克，苍术、地龙、淫羊藿各 15 克，炒黄柏、川芎、炒神曲、桃仁、红花、威灵仙、羌活、白花蛇、桂枝各 10 克，制南星 8 克，防己、龙胆草、全蝎、白芷各 6 克。加减：关节冷痛加制川草乌各 15 克；灼热疼痛加忍冬藤 30 克，知母 15 克，虎杖 10 克；重着而痛者加薏苡仁 30 克；关节僵直变形者加海风藤、络石藤各 15 克。每日 1 剂，水煎分 2 次服。3 个月为 1 疗程。经过 1 ～ 2 个疗程的治疗，总有效率为 92.8%。本方扶正祛邪、寒温并用、通补兼施，是治疗类风湿关节炎的有效方法。[白学振，郑明堂 . 上中下通用痛风丸加味治疗类风湿性关节炎 42 例 . 陕西中医，2009，30（10）：1342.]

4. 寒湿痹证

张某，男，57岁，2012年9月7日初诊。患者长期行冷柜操作，以至左侧前臂、掌指痹痛多年，屈伸不利。查体局部变形不明显，但握力较健侧明显不足。外院实验室检查除外风湿、类风湿疾患。患者食纳欠佳，形体偏瘦，精神、睡眠一般，大便不干、日1行，舌质黯红、舌底络脉较粗、苔黄白略腻，脉弦紧。诊断为寒湿痹证，日久夹热夹瘀。治以上中下通用痛风方加减。药用：黄柏、苍术、制天南星、桂枝、防己、桃仁、白芷、川芎、神曲各10克，威灵仙15克，龙胆草8克，红花、羌活各6克，生姜3片，大枣5枚。7剂，每日1剂，水煎服。9月14日二诊：服上方后，局部疼痛明显缓解，屈伸动作也有所改善，偶见大便偏稀，舌质红、苔白略厚，脉弦紧。上方加栀子、焦山楂、炒麦芽各10克。14剂，每日1剂，水煎服。9月28日三诊：患者局部症状进一步缓解，持物握力明显改善，精神良好，信心大增。遂依前法进退出入，继续调理约1月有余。继以身痛逐瘀汤7剂善后，愈。［张彩萍．朱丹溪上中下通用痛风方的临床活用．山西中医，2015，31（10）：47.］

5. 荨麻疹

付某，男，29岁，2014年8月23日初诊。患荨麻疹多年，季节变换、寒热失调时病情加重，经皮肤病专科诊疗，中西药物迭进，但腰胁、下肢内侧皮肤仍风团时起，局部作痒难忍，甚则影响睡眠。饮食、精神、二便尚可。舌苔黄白而腻，脉弦滑有力。诊断为气血失调、外寒内火之证。治以上中下通用痛风方加减。药用：黄柏、苍术、制胆南星、桂枝、防己、桃仁、白芷、川芎、神曲、僵蚕、蝉蜕、地肤子各10克，威灵仙15克，龙胆草8克，红花、羌活各6克。7剂，每日1剂，水煎服。8月30日二诊：服上方后，风团肿痒的症状明显好转。患者自诉肿痒情况已十去七八，睡眠安稳，精神转佳。食纳尚可，二便通畅。舌苔黄色已退，仍有白腻之状，脉弦不滑。前方去僵蚕、蝉蜕，加滑石6克。再进7剂，皮肤症状已基本痊愈，后以调脾和中之法善后调理2周。7个月后随访，荨麻疹未再反复发作。［张彩萍．朱丹溪上中

下通用痛风方的临床活用 . 山西中医，2015，31（10）：47.］

6. 掌跖银屑病

魏某，女，64 岁，2015 年 7 月 17 日初诊。患有糖尿病病史 10 余年，素来性情豪放，从未忌口，血糖控制不满意。近 2 ～ 3 年来见左足足背处红肿、热痛，甚时溃烂成脓，局部结痂赤黑。现局部红肿明显，有半拳大，行走不便，足难入鞋。大便偏干，小便色黄略频，舌苔黄白而腻，脉弦滑有力。外院诊为掌跖银屑病。患者本有消渴病史，又不知节制饮食，局部红肿热痛明显，显系热毒壅盛之证。考虑到该病迁延日久，必有痰湿瘀浊之邪存留，银花、连翘清轻之剂恐难胜任。故果断使用上中下通用痛风汤原方加减。药用：黄柏、苍术、制胆南星、桂枝、防己、桃仁、白芷、川芎、神曲各 10 克，羌活、红花、龙胆草各 6 克，威灵仙、水牛角各 15 克，土茯苓、败酱草、白花蛇舌草各 30 克。每日 1 剂，水煎服。7 月 24 日二诊：服用前方，局部肿胀已明显消除，原先行走困难、足不入鞋的情况已经得到显著改善，患者舌脉同前，故上方继续服用 2 周。［张彩萍 . 朱丹溪上中下通用痛风方的临床活用 . 山西中医，2015，31（10）：47.］

7. 风湿热痹

何氏等予上中下通用痛风方治疗全身一个或多个关节肿痛，关节皮肤触烫甚或掀红，得冷稍舒，舌淡或红，苔淡黄或黄腻，脉弦或濡，证属风湿热痹者，屡获良效。药物组成：黄柏、苍术、防己、天南星、桃仁、红花、川芎各 10 克，龙胆草、桂枝各 5 克，羌活、白芷、威灵仙各 15 克，神曲 20 克。随证加减：风邪盛者加防风、乌梢蛇；湿邪盛者加木瓜、土茯苓；热邪重者加水牛角片、栀子；瘀血重者加姜黄、莪术；骨节疼痛重者加全蝎、蜈蚣。水煎服，每日 1 剂。连服 2 周为 1 个疗程。经 1 ～ 5 个疗程治疗，治愈（关节肿痛消失，活动自如，停药后 1 年症状无复发）53 例；有效（关节疼痛减轻，功能活动改善，关节皮肤红肿消退）22 例；无效（症状、体征均无改善）6 例。［何永生，徐华 . 上中下通用痛风方治疗风湿热痹 81 例 . 河北中医，2001，23（7）：535.］

8. 风湿性多肌痛

周某，女，62岁。2007年11月21日。因双侧颈肩、腰臀部疼痛僵硬1月余，伴发热1周来诊。患者于1个月前无明显诱因出现双侧颈肩和腰臀部肌肉疼痛、僵硬，牵及两侧上臂和大腿，尤以左侧髋关节周围为甚，严重时行走困难，晨间和休息后再活动时明显，曾服芬必得等消炎止痛剂，效果不显。近1周来出现发热时作，查血常规正常，ESR70mm/h，CRP32mg/L，RF10U/L，ANA、血清肌酶谱活性均正常，肌电图检查无肌源性和神经源性损害。舌淡暗、苔薄黄腻，脉弦滑数。诊断为风湿性多肌痛，治予丹溪上中下通用痛风方加减。药用：苍术15克，黄柏15克，木防己15克，制南星10克，威灵仙15克，桃仁10克，红花10克，桂枝10克，赤芍、白芍（各）15克，白芷10克，川芎10克，羌活、独活（各）15克，忍冬藤15克，连翘10克，秦艽15克，葛根15克，生薏苡仁15克，龙胆草6克，全蝎3克。每日1剂，水煎服。服用10剂后，颈肩、腰臀部疼痛僵硬减轻，活动好转，守方续进15剂，诸症均失，肢体活动自如，再以上方加桑寄生30克、川断30克、炒杜仲15克、当归15克，共研粉，装0号空心胶囊，每服3粒，1日2次，巩固治疗20天，查ESR10mm/h。随访1年未复发。[高玉中.丹溪上中下通用痛风方治疗风湿类疾病举隅.江苏中医药，2010（05）：49–50.]

【评议】

上中下痛风方是丹溪治疗痛风的名方，《丹溪心法》不出方名，仅说“治上中下疼痛”，《金匮钩玄》命名“上中下痛风方”，《丹溪治法心要》称作“治上中下痛风方”。

分析痛风方组方用药，南星燥痰散风，苍术祛湿，黄柏清热，用量最重，推为主药。南星燥湿化痰，祛风定惊，消肿散结，善祛经络骨节之痰，治风痰肿痛；黄柏泻火，燥湿，解毒；苍术燥湿健脾，祛风辟秽。苍术与南星同用，可使燥湿祛痰的作用得以加强；与黄柏同用，善治湿热下注，筋骨疼痛，足膝红肿热痛。三药相互配合，清热、燥湿、祛痰，起到主导作用。其次如防己除湿行水，羌活、威灵仙祛百节之风，白芷祛头面风，桂枝温经通络，川芎引血中之气，桃仁、红花活血行瘀，龙胆草泻肝经之火，神曲消中焦积气，各尽其用。

《医方集解》对该方的方义作了解释：此治痛风之通剂也。黄柏清热，苍术燥湿，龙胆泻火，防己行水，四者所以治湿与热也；南星燥痰散风，桃仁、红花活血去瘀，川芎为血中气药，四者所以治痰与血也；羌活祛百节之风，白芷祛头面之风，桂枝、威仙灵祛臂胫之风，四者所以治风也；加神曲者，所以消中州陈积之气也。疏风以宣于上，泻热利湿以泄于下，活血燥痰消滞以调其中，所以能兼治而通用也。证不兼者，以意消息可矣。

痛风的病因病机是血热而又感受风寒、湿邪，血凝气滞，经络不通，以致四肢百节、上中下走痛。痛风方诸药相合，祛风湿，行痰瘀，温散通利，清泻蕴热，可使上中下诸痛消除。

分析该方取效的原因，其用量及炮制是重要的一环。

用量上，桂枝三钱，仅南星、苍术、黄柏的六分之一，是川芎、神曲的三分之一，是白芷、桃仁、防己的二分之一，与威灵仙、羌活等量。《丹溪心法》解释桂枝功用："能横行手臂，领南星、苍术等药至痛处。"用量更轻的是红花一钱半，龙胆草半钱，与桂枝相比，一活血，一清火，一温行，药性虽异，用意相同，用作引经药。

炮制上，南星用姜制，一是取其解毒之用，二是用作引经，使其开结闭、散风痰、消肿痛的作用得到加强。苍术泔浸，使能宣行通利，除湿发汗，即如李东垣所说：苍术有雄壮上行之气，能除湿，经泔浸火炒，能出汗。黄柏酒炒，可降低苦寒药性，免伤脾阳，并能活血通络，引药上行；又如威灵仙酒拌，红花酒洗，加强了温通的作用，有助于上中下痛风治疗效果的提高。

现代研究表明，痛风在发病过程中多伴有炎性反应，血尿酸增高，而川芎、防己、威灵仙、桃仁、红花、南星有抗炎解热镇痛作用，苍术、黄柏、龙胆草有抗炎作用，并能降血尿酸，这可能是该方治疗痛风取效的原因之一。应该说，丹溪痛风方的创立，为现代多发病痛风提供了确有疗效的良方。

第八章　丹溪医案选按

一、倒仓法治许文懿师案

吾师许文懿，始病心痛，用药燥热香辛，如丁、附、桂、姜辈，治数十年，而足挛痛甚，且恶寒而多呕。甚而至于灵砂、黑锡、黄芽、岁丹，继之以艾火十余万，又杂治数年而痛甚，自分为废人矣，众工亦技穷矣。如此者又数年，因其烦渴、恶食者一月，以通圣散与半月余，而大腑逼迫后重，肛门热气如烧，始时下积滞如五色烂锦者，如柏烛油凝者，近半月而病似退，又半月而略思谷，而两足难移，计无所出。至次年三月，遂作此法（注：指倒仓法），节节如应，因得为全人。次年再得一男，又十四年以寿终。(《格致余论·倒仓论》)

【按】丹溪师许文懿（即许谦），始病心痛，迭经误治，继则出现烦渴恶食，两足难移等症，几成废人。无奈之际，丹溪采用倒仓法（详前），“节节如应，因得为全人”，于是深得许氏赞扬。至于倒仓法的作用，在于推陈出新，去菀陈莝，用现代话来说，促进“排毒”，因其操作不易，惜乎罕用，建议改进方法，以利推广应用。

二、膏粱之人中风案

浦江郑兄，年近六十，奉养受用之人也。仲夏久患滞下，而又犯房劳。忽一晚，正走厕间，两手舒撒，两眼开而无光，尿自出，汗如雨，喉如拽锯，呼吸甚微，其脉大而无伦次，无部位，可畏之甚。余适在彼，急令煎人参膏，且与灸气海穴，艾炷如小指大，至十八壮，右手能动，又三壮，唇微动。参膏亦成，遂与一盏，至半夜后尽三盏，眼能动，尽二斤方能言而索粥，尽五斤而利止，十斤而安。(《局方发挥》)

【按】患者系奉养受用之人，卒发中风，形症显属脱证，丹溪急用人参膏大补元气，结合艾灸气海，该穴主治虚脱、虚喘、遗尿等证，乃急救之要穴，《扁鹊心书》常以此穴救治厥脱，效验颇著。丹溪治病，常采用针药并施法，本案即是其例。

三、误服燥热之剂致痿厥死证案

东阳吴子，方年五十，形肥味厚，且多忧怒，脉常沉涩，自春来得痰气病，医认为虚寒，率与燥热香窜之剂。至四月间，两足弱，气上冲，饮食减，召予治之。予曰：此热郁而脾虚，痿厥之证作矣。形肥而脉沉，未是死证，但药邪太盛，当此火旺，实难求生。且与竹沥下白术膏，尽二斤，气降食进，一月后大汗而死。书此以为诸贤覆辙戒云。(《格致余论·涩脉论》)

【按】丹溪《局方发挥》对滥用温热香燥之剂的流弊予以严厉批驳，意在拨乱反正。试观本例，本属热郁脾虚的痰气病，医者认为虚寒，误投燥热香窜之剂，遂令变生痿厥之证。虽经救治，终因“药邪”(指燥热药引起的邪气)太盛，而致不救。丹溪特录此案以为前车之鉴，告诫诸医勿踏滥用《局方》燥热之弊，用心良苦。

四、芩术治堕胎案

予见贾氏妇，但有孕至三个月左右必堕。诊其脉，左手大而无力，重取则涩，知其少血也。以其妙年，只补中气，使血自荣。时正初夏，教以浓煎白术汤下黄芩末一钱，服三四十帖，遂得保全而生。因而思之，堕于内热而虚者，于理为多。曰热曰虚，当分轻重。好生之工，幸毋轻视。(《格致余论·胎自堕论》)

【按】堕胎的原因颇多，大要不外乎寒热虚实四端，其中胎热更是主要因素。《金匮要略·妇人妊娠病脉证并治》载当归散，谓“妇人妊娠，宜常服当归散主之”。方由白术、芍药、川芎、黄芩组成，功擅清热养血安胎。丹溪受其启发，在《丹溪心法》中提出“产前安胎，白术、黄芩为妙药也。条芩，安胎圣药也。俗人不知，以为害而不敢用，反谓温热之药可养胎，殊不知产前宜清热，令血循经而不妄行，故能养胎”，是以丹溪治疗产前病证，习用白术、黄芩，无疑效法此方，确是渊源有自。本例用“浓煎白术汤下黄芩末”治愈胎热欲堕，是一则“胎前宜凉”的典范，需仔细品味。

五、难产胞损淋沥案

常见尿胞因收生者不谨，以致破损而得淋沥病，遂为废疾。一日，有徐姓妇，壮年得此。因思肌肉破伤，在外者且可补完，胞虽在腹，恐亦可治。遂诊其脉，虚甚。曰：难产之由，多是气虚，难产之后，血气尤虚，试与峻补，因以参、术为君，芎、归为臣，桃仁、陈皮、黄芪、茯苓为佐，而煎以猪羊胞中汤，极饥时饮之，但剂率用一两，至一月而安。盖是气血骤长，其胞自完，恐稍迟缓，亦难成功。（《格致余论·难产胞损淋沥论》）

【按】丹溪以为，难产之由，多由气虚，乃阅历有得之见。试观本例难产胞损淋沥案，患者其脉虚甚，断为“气虚”使然，治用参、术、黄芪、茯苓等峻补元气，至月而安。如此重症，若非卓然有识，熟谙临床的高手，断难为之。另，案中亦提到：“难产之后，血气尤虚。”言下之意，产后当以补养气血为要务，这在《丹溪心法》中有明确记述：“产后无得令虚，当大补气血为先，虽有杂症，以末治之。”此乃丹溪至理名言，洵为产后病确立了治疗大法，并贯穿其治疗产后血晕、产后中风、产后水肿、产后大发热、产后发热恶寒等病证中，须认真品读，自能获益匪浅。

六、胎毒案

东阳张进士次子，二岁，满头有疮，一日疮忽自平，遂患痰喘。予视之曰：此胎毒也，慎勿与解利药。众皆愕然。予又曰：乃母孕时所喜何物？张曰：辛辣热物，是其所喜。因口授一方，用人参、连翘、芎、连、生甘草、陈皮、芍药、木通，浓煎，沸汤入竹沥与之，数日而安。或曰：何以知之？曰：见其精神昏倦，病受得深，决无外感，非胎毒而何？

予之次女，形瘦性急，体本有热，怀孕三月，适当夏暑，口渴思水，时发小热，遂教以四物汤加黄芩、陈皮、生甘草、木通，因懒于煎煮，数帖而止。其后此子二岁，疮痍遍身，忽一日其疮顿愈，数日遂成痎疟。予曰：此胎毒也。疮若再作，病必自安。已而果然。(《格致余论·慈幼论》)

【按】胎毒，是指孕母体内有温毒，传至胎儿，以致婴儿患某些病症，诚如《幼幼集成》所说："凡胎毒之发，如虫疥、流丹、湿疮、痈疡、结核、重舌、木舌、鹅口、口疮，与夫胎热、胎寒、胎搐、胎黄是也。"分析上述二案，例 1 满头有疮，疮忽自平，遂患痰喘，究其病因，系母孕时喜食热物，热毒传子所致；例 2 疮痍遍身，疮陷变疟，其原因亦归咎于生母形瘦性急，体本有热，加之怀孕 3 个月，适当夏暑，暑邪蕴结胞宫，胎儿感受热毒使然。治法自当求本，即清除胎毒为务，胎毒得解，病可除也。

七、胃脘痰阻血瘀案

东阳王仲延遇诸途，来告曰：我每日食物必屈曲自膈而下，且硬涩作微痛，他无所苦，此何病？脉之，右甚涩而关尤沉，左却和。予曰：污血在胃脘之口，气因郁而为痰，此必食物所致。明以告我，彼亦不自觉。予又曰：汝去腊食何物为多？曰：我每日必早饮点剁酒两三盏，逼

寒气。为制一方，用韭汁半银盏，冷饮细呷之，尽韭叶半斤而病安。已而果然。(《格致余论·治病必求其本论》)

【按】气血痰郁四伤学说，是朱丹溪诊治杂病的总纲。本例因郁而为痰，因痰而血瘀，阻于胃脘而引起“食物必屈曲自膈而下，且硬涩作微痛”的症状，病似噎膈。药用韭汁而疾安。盖韭菜功在温中、行气、散血、解毒，主治噎膈、反胃等病。丹溪《本草衍义补遗》尝曰：韭菜“研汁冷饮，可下膈中瘀血。”《丹溪心法》亦曰：“经血逆行，或血腥，或吐血，或唾血，用韭汁服之。”《本草纲目》谓韭叶“辛温能散胃脘痰饮恶血”。《丹溪心法》还创制韭汁牛乳饮治翻胃，药以韭菜汁二两，牛乳一盏，用生姜汁半两，和匀，温服效。被后世广为采用。本案药中鹄的，故获捷效。

八、血虚腿痛案

东阳傅文，年逾六十，性急作劳，患两腿痛甚，动则甚痛。予视之曰：此兼虚证，当补血温血，病当自安。遂与四物汤加桃仁、陈皮、牛膝、生甘草，煎入生姜，研潜行散，热饮三四十帖而安。(《格致余论·痛风》)

【按】本例腿痛，由血虚引起。丹溪对血虚病证，惯用四物汤补血养营，方中加陈皮理气，气行则血行；牛膝滋养肝肾以壮筋骨，引药下行；甘草调和诸药。潜行散，楼英《医学纲目》引丹溪方，组方黄柏，酒浸、焙干，主治痛风、腰以下湿热注痛。本案所用诸药合和，共奏补养营血，清除下焦湿热之功。药中病所，宜其取效也。

九、妄言妄见病似邪鬼案

宪幕之子傅兄，年十七八，时暑月，因大劳而渴，恣饮梅浆，又连得大惊三四次，妄言妄见，病似邪鬼。诊其脉，两手皆虚弦而带沉数。予曰：数为有热，虚弦是大惊，又梅酸之浆，郁于中脘，补虚清热，导去痰滞，病乃可安。遂与人参、白术、陈皮、茯苓、芩、连等浓煎汤，入竹沥、姜汁，与旬日未效。众皆尤药之不审。余脉之，知其虚之未完，与痰之未导也。仍与前方，入荆沥，又旬日而安。

外弟岁，一日醉饱后，乱言，妄语妄见，询之，系伊亡兄附体，言生前事甚的，乃叔在边叱之，曰：非邪，食腥与酒太过，痰所为耳！灌盐汤一大碗，吐痰一二升，汗因大作，困睡一宵而安。（《格致余论·虚病痰病有似邪祟论》）

【按】古有“怪病多属痰”之说。第一例病证似邪祟，丹溪据其病因和脉症，认为其病机为体虚夹痰热为患，治当“补虚清热，导去痰滞”，方用人参、白术补虚，陈皮、茯苓化痰，黄芩、黄连清热，更妙在竹沥、姜汁涤痰之功甚著，多用于痰扰神窍之证。用药丝丝入扣，切中肯綮，故如此怪病，得收全功。第二例因痰阻清窍，仅用盐汤一味吐法，导痰一二升，而邪祟之病全消。辨证确切，效如桴鼓。

十、鼓胀案

杨兄年近五十，性嗜酒。病疟半年，患胀病，自察必死，来求治。诊其脉弦而涩，重则大，疟未愈，手足瘦而腹大，如蜘蛛状。予教以参、术为君，归、芎、川芎为臣，黄连、陈皮、茯苓、厚朴为佐，生甘草些少，作浓汤饮之，一日服三次。彼亦严守禁忌。一月后，疟因汗而愈。又半年，小便长而胀愈，中间虽稍有加减，大意只是补气行湿而已。（《古今医案按·卷五》引丹溪案）

【按】由疟而致鼓胀，实由疟母（脾肿大）演变而成。古称风、痨、鼓、膈是四大凶证。本案所载症状，病情非轻，丹溪识得“养正积自除”，用药以补气养血图其本，理气利水治其标，可谓平淡无奇，然半年顽疾，得以消弥，非老手不办。

十一、痢疾体病兼治案

治一老人，年七十，面白，脉弦数，独胃脉沉滑。因饮白酒作痢，下血淡脓水后腹痛，小便不利，里急后重。参、术为君，甘草、滑石、槟榔、木香、苍术为佐，下保和丸二十五丸。第二日前证俱减，独小便不利，以益元散服之。(《金匮钩玄·卷一》)

【按】患者年已古稀，面白，体虚可知，兼之为酒客，湿邪内蕴无疑。今病痢下，丹溪方以参、术培补正气以顾其本，余药乃导滞消食、化湿利水之品以治其标，标本结合，体病兼治，可望获效。另，保和丸系丹溪创制的名方，功在消食导滞，现代治疗食滞广为应用，效果显著。

十二、因酒发热案

一男子年三十岁，因酒发热，用青黛、瓜蒌仁、姜汁，每日以数匙入口中，三日而愈。(《金匮钩玄·卷二》)

【按】发热，是临床上最常见的症候，其原因十分复杂，归纳起来，大致可分为外感与内伤两大类。本例发热，以方测证，当属痰热夹毒所为。盖酒性热，多饮则积湿生痰，故方取青黛解毒清肝胆之火，瓜蒌清热化痰，姜汁涤痰之功颇著，单捷小剂，效验甚佳。

十三、极虚感受风寒案

一男子素嗜酒，因冒风寒衣薄，遂觉倦怠，不思食者半月。至睡徒大发热，疼如被杖，微恶寒。天明诊之，六脉浮大，按之豁豁然，左为甚，作极虚受风寒治之。以人参为君，白术、黄芪、当归身为臣，苍术、甘草、陈皮、通草、葛根为佐使，与之至五帖后，周身汗出如雨，

凡三易被，觉来诸证悉除。(《丹溪治法心要·卷一》)

【按】体病结合施治，是中医体质学说的核心内容之一。本例素体极虚，脉按之豁豁然，是其验也。体虚感受风寒，自当补虚以解表，若专事祛邪，正气所不胜也。故方用人参、白术、黄芪、当归大补气血以增强体质，提升抗病能力；复配苍术、葛根、通草、陈皮祛湿疏表，兼以解酒；甘草调和诸药。理法方药紧扣，遂获卓效。

十四、一味白术治胃虚夹感案

人年六十，禀壮味厚。春病疟，先生教以却欲食淡，不听。医与劫药三五帖而安。旬后又作又与，绵延至冬，求治先生。知其久得汗，唯胃气未完。时天大寒，又触冒为寒热，非补不可。以一味白术为末，粥丸，与二斤。令其饥时且未与食，取一二百丸，热汤下，只以白糜粥调养。尽此药，当大汗而安，已而果然。如此者多，但药略有加减耳。(《丹溪治法心要·卷一》)

【按】"胃气未完，时天寒，又触冒为寒热"，体虚夹感显然，丹溪仅用大剂白术粥丸与服，意在安内攘外，果然大汗而安。此等用药，颇具特色，一般医者所不能及也。

十五、腹膨浮肿验案

一人气弱，腹膨浮肿，用参、归、茯苓、芍药各一钱，白术二钱，川芎七分半，陈皮、腹皮、木通、厚朴、海金沙各五分，紫苏梗、木香各三分，数服后浮肿尽去，余头面未消。此阳明气虚，故难得退，再用白术、茯苓。(《丹溪治法心要·卷三》)

【按】腹膨浮肿，证属鼓胀，系难治之病。丹溪虽用健脾理气、利水消肿之剂而获效验，但头面浮肿未消，可见病未痊愈，复发可能极大。丹溪自知"此阳明气虚，故难得退。"当今临床所见，此等顽疾，治疗确以补益脾胃为主，然欲收全功，殊非易事。

十六、湿热熏蒸发根之脱发案

丹溪治一女子，十七八岁，发尽脱，饮食起居如常，脉微弦而涩，轻重皆同。此厚味成热，湿痰在膈间，复因多食酸梅，以致湿热之痰随上升之气至于头，熏蒸发根之血，渐成枯槁，遂一时脱落。治须补血升散，乃用防风通圣散去硝，唯大黄酒炒三次，兼以四物，合作小剂与之，月余诊其脉，知湿热渐解，乃停药。淡味二年，发长如初。(《古今医案按·卷七·发脱眉落》引丹溪案)

【按】脱发乃常见病、多发病之一。医者多根据“发为血之余”“肾其华在发”的理论，往往采用补肾养血等法治之。本例辨其病机为“湿热之痰随上升之气至于头，熏蒸发根之血，渐成枯槁，遂一时脱落”，图治之法，用防风通圣散合四物汤化裁，二年后发长如初。值得指出的是，丹溪很重视湿热致病，尝谓：“六气之中，湿热为病，十之八九。”是患脱发亦归咎于湿热，其法其方，对临床大有启迪，未可草草读过。

十七、癃闭验案

一男子年八十，患小便短涩，因服分利药太过，遂致闭塞，涓滴不出。余以饮食太过伤胃，其气陷于下焦，用补中益气汤，一服小便即通。因先服多利药，损其肾气，遂至通后遗溺，一夜不止息，补其肾，然后已。(《丹溪治法心要·卷五》)

【按】癃闭之病，多为重疾，现代认为其病有属肾衰竭者，有属尿路结石、尿路肿瘤、前列腺增生者。本例丹溪辨证为“饮食太过伤胃，其气陷于下焦”，治法不用通利之品，而用升提举陷的补中益气汤获立竿见影之效，当属提壶揭盖法，可参。

十八、以情制情愈病案

一女新嫁后，其夫经商二年不归，因不食，困卧如痴，无他病，多向里床坐。丹溪诊之，肝脉弦出寸口，曰：此思男子不得，气结于脾，药难独治，得喜可解。不然，令其怒。脾主思，过思则脾气结而不食。怒属肝木，木能克土，怒则气升发而冲，开脾气矣。其父掌其面，呵责之，号泣大怒，至三时许，令慰解之，与药一服，即索粥食矣。朱曰：思气虽解必得喜，庶不再结。乃诈以夫有书，旦夕且归。后三月，夫果归而愈。(《古今医案按·卷五·七情》引丹溪案)

【按】以情制情疗法古而有之。丹溪于此颇有研究和应用，本案乃情志致病，丹溪运用五行生克理论，采取以情制情的治法，得收肤功，对今天心理疗法，很有借鉴作用。

第九章　学派对中医学海外发展影响述略

丹溪学派不仅对我国医学发展产生影响，对邻国日本、朝鲜等海外国家的中医学发展也影响深远，现略述如下。

一、在日本的影响

1. 室町时代（1336—1573）：丹溪医学初入日本

中日医学交流最早可追溯到南北朝天正二年（552）梁元帝赠日本《针经》时，至镰仓时代（1185—1333）已有大量僧人来我国访问。据统计，入南宋日僧不下百人，入元日僧更多于此。他们大多从明州登陆，历访江、浙、闽诸寺，饥则斋食，暮则投宿，受所至各地僧俗的热情接待，此后中日民间的交流往来一直未曾中断。这一时期，我国医学学派百家齐放，“儒之门户分于宋，医之门户分于金元”，当时的学派争鸣也推动了日本医学的发展。

室町时代的日僧月湖于15世纪中期入明，自称“明监寺”，又号“润德斋”，寓居钱塘，师从丹溪私淑弟子虞抟。15世纪后期，出身日本伊豆医学世家的田代三喜入明求学，旅明十二年来，研习当时盛行的金元医学，尤尚东垣、丹溪学说，并随月湖临证。田代三喜学成返日之后应关东管领足利成氏之邀移居古河，其间名声益振。三喜大力倡导金元四大家之学，特别是丹溪学说。日本现代医史学家大塚敬节的《东洋医学史》中，将田代三喜的登场作为日本医学史前后两期时代的分界，视其为开创汉方医学体系的先驱。但三喜的医学足迹远离日本当时的文化中心京都，因而未能将其推崇的丹溪学说普及全国。

丹溪擅治气、血、痰等杂病，其辨证论治在其著作中也有独到的阐述，《丹溪心法·秘方一百》总结其治法道："以气、血、痰为主。凡病血虚，四物；气虚，四君子；有痰，二陈。"田代三喜宗丹溪之学创立气血痰病理观，指出凡体内致病因素均可以气、血、痰概括，其治可概述为"病由气发，通气汤主之；由血发，补荣汤主之；由痰发，和中汤主之"，而后随证加减。通气汤的组成即是四君子汤加陈皮，补荣汤为四物汤基础上加茯苓和甘草，和中汤（大黄、藿香、厚朴、白术、桔梗、茯苓、半夏、紫苏、甘草、生姜）则体现了三喜对丹溪治痰法的融会贯通。三喜宗丹溪之学，结合日本实际，创立的一套气血痰病理观及相应的治疗体系，不仅使得丹溪医学落地日本之后"随方土而异"趋于本土化，更是使得日本汉方摆脱了对局方医学的长期盲从，有了长足的发展。

2. 安土桃山时代（1573—1603）：丹溪医学发展迅猛

室町时代末期至安土桃山时代，日本出现了"道三流"学派，这是日本李朱医学的主流。其创始人初代曲直濑道三在 32 岁游学关东时，入田代三喜门下，尽得其学后，回到京都，因治愈了足利义辉将军的病而名动朝野。"道三流"学派于京都开设"启迪院"，培养学生，著书立说，其门下名医辈出，学派影响力巨大，使得后世派医学（也称"李朱医学"）在这一时期达到了高潮，由此丹溪学说得以在日本迅速传播。

受其师田代三喜影响，曲直濑道三对丹溪医学颇为推崇，承袭丹溪学说可谓精深，日本《内阁文库》现存的道三所著《诊脉口传集》卷末记云"日本道三，丹溪流也"；曲直濑之姓，由其本人所命，日本现代学者认为其为"丹溪分流于日本一支"之意。道三在其著作《启迪集》中多处引用丹溪论述并专设"诸气篇""血证篇""痰饮篇"，而《启迪集》一书也被后世奉为李朱医学的经典。道三"先通风滞，后调气血经络"的观点，既吸收承袭了丹溪"中风大率主血虚有痰，治痰为先，次养血行血"的中风治疗经验，又有自己的见解，知常达变。丹溪曾批判局方派不谙疾病理论、临证仅用成方，主张辨证论治，道三继承了丹溪的这一观点，并浓缩了辨证论治的理论，使其法则化，既便于把握，又符合当时日本实际情况。

道三养子曲直濑玄朔，即二代曲直濑道三，也继承了道三的医学主张，推崇丹溪学说，同时也十分重视学宗丹溪的刘纯、虞抟、王纶的学术思想。相比田代三喜与曲直濑道三，玄朔更多地将丹溪医学与其他医学名家的理论相结合，博采众长，在其所著《十五指南篇》中，玄朔告诫后人："用药以东垣为师，旁及洁古，辨治诸证以丹溪为师，尚从天民。外感法仲景，热病法河间，杂病法丹溪。"

3. 江户时代（1603—1867）前期：后世古方对峙争鸣

日本江户时期高僧泽庵宗彭曾描述过江户前期日本医学界的实况，"朱丹溪医学由田代三喜导入，曲直濑道三撰著大量医书，由教授讲学，集天下医者为弟子，初开医道，日本国医者大半皆为道三流"，说明在这一时期，以丹溪医学为宗的后世派占据着日本医学体系的主流。

在这样的背景下，日本有医家开始慨叹"世之医家皆取刘、张、李、朱等后世医家之说，不知张仲景为本"，力倡医方复古之论，以名古屋玄医为先驱的古方派开始崛起。由于以丹溪医学为代表的金元医学理论繁杂，后世派在后期渐渐流于空洞，提倡仲景医学的古方派由此迅速为讲求实效的日本民众所接受，古方派代表人物之一的吉益东洞提出的"万病一毒论"，否定阴阳五行学说，否定朱丹溪"阳常有余，阴常不足"的理论以及后世派医家元气虚损的观点，一时压倒诸家之论而盛行于世。日本医学界由此出现了后世派与古方派争鸣对峙的局面。

古方派的代表人物，吉益东洞之子吉益南涯，对其父过于偏激的医学观点加以修正，他所创的气血水学说，虽可溯源于《伤寒论》，但日本学界也有不少观点认为其理论来自于丹溪的气、血、痰、郁四伤学说。气血水学说认为"凡入口者，不出乎饮食之二，化为三物"，即气、血、水，其三者取义于四伤学说中的气、血，以水代痰，并将郁包含于气血水诸证中，其实质可概括为气、血之变为血瘀，气、水之变为痰饮的病理过程。可见尽管古方派医家对丹溪的理论加以否定，但实际上仍受其影响颇深。

4. 江户时代后期：折衷考证择优而用

18 世纪中后期，在后世派和古方派争鸣对峙的局面下，折衷派应运而生。江户时期的日本特殊的时代背景，当时正值权力中心从京都迁移到江户之际，医学文化重心也渐从关西向关东转移，诞生于此时的折衷派对于后世古方之争有着独到的见地，他们认为无论是否定后世独尊仲景的古方派，还是无视古方推崇李朱的后世派，均有失偏颇，仲景学说与丹溪、东垣学说应当择优而用，融合古今，取各家之长。

但折衷派医家许多出自于古方派，因而多持“医学应宗古方，辅以后世新方”的观点，中神琴溪就指出：“中古虽传汉土之医道，但多为东垣、丹溪之术，以五行配当相克之理以疗病，云甘温养脾胃则疾自去，虽沉疴痼疾，投补中益气辈，大黄畏之如虎。”这里一方面可以看出丹溪医学一度在日本医界的盛行，另一方面也看到部分后世医家对金元医学理论的理解流于空洞。由于丹溪所倡辨证论治及道三在其基础上创立的察证辨治方法，在应用中对医理和医技有着较高的要求，因而后期部分后世派医家返用成方，出现一味提倡温补，拒用攻邪药物的风气，因而许多古方派、折衷派医家均对此提出了反对的意见。

丹溪医学在这一时期，由于后世派的衰落，古方派的鼎盛，折衷派的兴起，以及西方医学传入导致的对整个日本汉方医学界的冲击，放缓了前进的脚步。

5. 明治维新（1868）至今：经历衰退重获新生

1868 年日本实行明治维新，新政府规定废止传统医学，从此包括丹溪医学在内的汉方医学遭受重创，学术研究陷入困境。此后由于两次世界大战等原因，学术发展多次停滞。尽管有和田启十郎等有识医家的号召与倡导，日本汉方医学在 1965 年之前仍是少有进展。直到 1972 年中日正式建交，才真正步入复兴时期。

在现代日本社会，西方医学仍然是主流，但日本医学界对于丹溪医学的研究和探索从未停歇。尤其在汉方药颗粒制剂工艺水平领先的背景下，日本学界开始将丹溪经典方应用于现代临床，并取得了良好的疗效。以《丹溪心法》柴苓汤为例，日本早在20世纪八九十年代就将其应用于肾病综合征、慢性肾炎、慢性肝炎、腹泻、类风湿关节炎、皮炎湿疹、全身性红斑狼疮、小儿渗出性中耳炎、溃疡性结肠炎、带状疱疹以及突发性血小板减少性紫癜等多种疾病的临床治疗。这种东西方医学结合的思路，以及经方用于现代临床的尝试，对于丹溪医学以及整个汉方医学具有积极推动的作用；但是同时也必须认识到，经过明治年间日本汉方所遭逢的毁灭性打击之后，日本汉方医学界在对于经典中医理论的认识与研究方面，仍是有所欠缺，这种汉方颗粒制剂在客观上挤压了中医的灵活性，从丹溪所提倡的辨证论治倒退回简单的“方病相对”。

日本的医学，在其发展前期，完全以中国医学为模式，到了后期才开始结合本国国情独立发展，而划分前后期的里程碑式的事件，就是田代三喜将以丹溪医学为主的金元医学学术思想带至日本。此后数百年间，丹溪医学在日本的发展有盛有衰，有褒有贬，并在演进过程中不断与日本实际国情互相影响结合，经历代医家的解读与发挥，形成了更加日本化的医学理论。目前日本整个汉方医学界仍处于复兴阶段，经历了西方医学的冲击之后，现今对于丹溪医学的研究仍然存在着思维模式、研究方法西方化的问题，在中西医结合的道路上也面临着诸多难题。日本医学界面对的问题和困境也正是我们所要面对的，我们也应当能从丹溪医学在日本几百年的发展轨迹中总结出经验，为我们研究工作的开展提供更多借鉴和思考。

二、在朝鲜的影响

中朝两国医学交流自公元前2世纪就已开始。隋唐以来，中国医书如《素问》《针经》《难经》《脉经》《神农本草经》《甲乙经》等传入朝鲜，成为学医的教材。明代是国内“丹溪学说”兴盛时期，因此，当时的朝鲜在广为引进中国医书时也翻刻刊行丹溪及其弟子的著作。如朝鲜李朝宣祖年间出版的《考班撮要》载，自1430到1585年，刊行的中国医书有70多种，其中就包括丹溪弟子虞抟的《医学正传》在内。金礼蒙等自1443年底起，对15世纪以前的150多种中国医籍与文献进行研究，从中辑录各医家的论述及方剂，用中文分类汇编，于1445年编成大型中医学类书《医方类聚》，其中引用的朱丹溪及其门人（包括私淑弟子）著作有《局方发挥》《格致余论》《金匮钩玄》《玉机微义》等。公元1596年，朝鲜医家许浚按照先王命令开始编纂《东医宝鉴》，并于1613年发行，在朝鲜医家所撰的医著中最负盛名。诚如当时的朝鲜国王光海君说："东垣为北医，丹溪为南医，宗厚为西医，许浚为朝鲜之医，谓之东医。"朝鲜"东医"因此得名，许浚也因而在韩国享有"医圣"之名。《东医宝鉴》是一部综合性医书，与专门收集文献的《医方类聚》等类书不同，它是以指导临床为目标。本书深受丹溪学说的影响，具体体现在以下三个方面。

其一，宗学说。丹溪擅治气、血、痰、郁等杂病，其辨证论治在《东医宝鉴》中屡有引述。《东医宝鉴》"内景篇"卷之一"气郁"中多处引用丹溪及门人虞抟的论述。如开篇即引丹溪："气之初病，其端甚微，或因七情，或感六气，或因饮食，以致津液不行，清浊相干，自气成积，自积成痰，气为之郁，或痞或痛。"接着又引虞抟《医学正传》："气郁而湿滞，湿滞而成热，故气郁之病多兼浮肿、胀满。"在治法上，又依据丹溪所谓的"气无补法，俗之言也。不思正气虚者，不能运行，邪气着而为病。经曰：壮者气行则愈，怯者着而成病。苟或气怯，不用补法，气何由行"及虞抟"男子属阳，得气易散；女人属阴，遇气多郁。是以男子之气病常少，女人之气病常多。故治法曰：女人宜调其血以耗其气，男子宜调其气以养其血"的观点为旨。而在具体方药上，基本沿用丹溪治疗气郁的常用药。如丹溪谓"气郁须用川芎、香附、栀子、芩、连。又曰：木香行中下焦气，香附快滞气，陈皮泄逆气，紫苏散表气，厚朴泄卫气，槟榔泄至高之气，藿香上行胃气，沉香升降真气，脑、麝散真气。凡此皆泄气之标，不能治气之本"和"久患气证，气不归元，久服药无效者，以破故纸为君则效。其方破故纸（炒）一两，茴香（炒）、乳香各五钱，为末，蜜丸，梧子大，空心白汤下五十丸""治上升之气，用香附、黄连、黄芩、栀子"，这些都是尊崇丹溪学说的结果。

其二，参医著。《东医宝鉴》也参考了朱丹溪及其门人（包括私淑弟子）的大量医学著作。在“内景篇”卷之一“历代医方”中，标明朱丹溪所著的有《丹溪心法》，丹溪门人（包括私淑弟子）所撰的有：刘纯（宗厚）的《玉机微义》，戴原礼的《证治要诀》，王履（安道）的《百病钩玄》，虞抟的《医学正传》《医学权舆》《医学集成》，方广的《丹溪心法附余》，楼英的《医学纲目》，王纶的《明医杂著》《丹溪附余》《本草集要》等12种，占全部所引书目86种的八分之一，尤其是占元以后医书的三分之一强。值得一提的是，“内景篇”卷之一“历代医方”中虽然没有列入《局方发挥》《格致余论》等丹溪的代表作，但在《东医宝鉴》“内景篇”卷之一“先贤格言”中直接引用了《格致余论》的“色欲箴”和“饮食箴”2篇原文。“内景篇”卷之一“气为诸病”中引《局方发挥》原文：“丹溪曰：周流乎一身以为生者，气也。苟内无所伤，外无所感，何气病之有哉。今者冷气、滞气、逆气、上气，皆是肺受火邪，气得炎上之化，有升无降，熏蒸清道，甚而转成剧病。《局方》例用辛香燥热之剂，是以火济火也。”说明许浚在编撰《东医宝鉴》时也看过《局方发挥》《格致余论》等丹溪的代表作，只是没有将其列入参考书目中。

其三，引方药。《东医宝鉴》一书引用了大量的丹溪及门人的方药，由于该书篇幅较大，尚未进行过详细统计，但粗看之下比比皆是。如产后大便秘结，单验方中收了《丹溪心法》中的“麦蘖末，酒调下一合，神效”和《医学正传》中的“苏麻粥”，方剂收录了《医学正传》中的“滋肠五仁丸”，其方药引用率达100%。在虚痨用药上，收录了丹溪创制的补阴丸、大补阴丸、加味补阴丸、虎潜丸、济阴丸、加减济阴丸、补天丸等，还收录了丹溪医案中的“阴虚暴绝治法”，其方药引用率为50%。此外，丹溪反对《局方》滥用香燥方药，受其影响，《东医宝鉴》一书中所附的方药也较少引用《局方》的香燥方药。如“内景篇”卷之二“血”中引丹溪曰：“诸见血，皆热证。所谓知其要者，一言而终是也。”又曰：“凡用血药，不可单行单止，又不可纯用寒凉，药必加辛温升药，如用凉药，用酒煮、酒炒之类，乃寒因热用也。”故治疗方药上没有引用《局方》中的地榆散、神效参香散、必胜散、胶艾汤等治疗血证的方剂，而是以丹溪及其门人医书中的方剂为主，如《丹溪心法》中的三黄补血汤、大蓟饮子、四生丸、生地黄散、当归散、槐花散、十灰散、血余散等，说明该书在方药引用上也非常重视“丹溪学说”。

《浙派中医丛书》总书目

原著系列

格致余论
局方发挥
本草衍义补遗
丹溪先生金匮钩玄
推求师意
金匮方论衍义
温热经纬
随息居重订霍乱论
王氏医案·王氏医案续编·王氏医案三编
随息居饮食谱
时病论
医家四要
伤寒来苏全集
侣山堂类辩
伤寒论集注
本草乘雅半偈
本草崇原
医学真传
医无间子医贯
邯郸遗稿
通俗伤寒论
规定药品考正·经验随录方
增订伪药条辨
三因极一病证方论
察病指南
读素问钞
诊家枢要
本草纲目拾遗
针灸资生经
针灸聚英
针灸大成
灸法秘传
宁坤秘笈
宋氏女科撮要
产后编
树蕙编
医级
医林新论·恭寿堂诊集
医林口谱六治秘书
医灯续焰
医学纲目

专题系列

丹溪学派
温病学派
钱塘医派
温补学派
绍派伤寒
永嘉医派
医经学派
本草学派
伤寒学派
针灸学派
乌镇医派
宁波宋氏妇科
姚梦兰中医内科
曲溪湾潘氏中医外科
乐清瞿氏眼科
富阳张氏骨科
浙江何氏妇科

品牌系列

杨继洲针灸
胡庆余堂
方回春堂
浙八味
王孟英
楼英中医药文化
朱丹溪中医药文化
桐君传统中药文化